JN297434

臨床検査学
実習書シリーズ

臨床検査学
基礎実習

監修 一般社団法人
日本臨床検査学教育協議会

編 鈴木優治
　　信岡　学

医歯薬出版株式会社

『臨床検査学実習書シリーズ』の発行にあたって

　臨床検査技師教育は昭和46年（1971年）にその制度が制定されて以来，本年で37年目を迎えた．また衛生検査技師教育を含めると約半世紀がたとうとしている．その間に臨床検査学の教育内容も充実し，確立したものとなった．今から約8年前の平成12年（2000年）に臨床検査技師学校養成所指定規則の改正が行われ，カリキュラムが大綱化された．それは科学技術の発展に即応した先端技術教育の実践や，医療人として豊かな人間性と高い倫理性をもつ人材の育成，そして総合的なものの考え方や広い視野の下で，医療ばかりではなく，予防医学・健康科学・食品衛生・環境検査などにも対応できる教育の充実を目標として改正されたものだった．時代の変遷とともに求められる臨床検査技師というものが変化し，技術主体から問題解決能力をもつ臨床検査技師の育成が求められるようになった．しかし，いくら自動化や機械化が進んだとしても臨床検査技師の養成に技術教育をお座なりにしてよいものではない．卒前教育において十分な基礎技術を身につけ，現場においてどんな場面においても的確に対応できる人材が必要となる．

　有限責任中間法人日本臨床検査学教育協議会は平成18年（2006年）の法人化に伴い事業の一環として実習書の発行を企画した．その目的は，現在，標準となる臨床検査学の実習書がないこと，そして実習内容は各養成施設独自に定められており卒前教育として必要な技術が明確になっていないことなどがあげられる．それに加え，学内実習の標準化がなされれば臨地実習の内容統一にもつながってくることが期待される．このようなことからも実習書の作成は急務なものであった．医歯薬出版株式会社の協力の下，この『臨床検査学実習書シリーズ』が発行されることは，今後の臨床検査技師教育の発展に大きな足跡を残すことになると編者一同自負している．

　編者は日本臨床検査学教育協議会の理事を担当されている先生に，そして執筆者は現在，教育に携わっている先生方を中心にお願いした．いずれも各専門科目において活躍し，成果を上げられている方がたである．

　利用するであろう臨床検査技師養成施設の学生は，本書を十分に活用して，臨床検査技師として必要な技術を身につけていただき，将来社会で大いに活躍することを願うものである．

2008年8月

有限責任中間法人（現・一般社団法人）日本臨床検査学教育協議会・理事長

三村　邦裕

序文

　これから3年間あるいは4年間かけて学ぶ臨床検査学は，さまざまな学問領域の知識と技術を基盤とし，医療の特性に適合すべく構築された，現代医療に必須の学問体系である．それは，医学，化学，物理学，生物学，工学，情報科学など，さまざまな領域の学問と関係し，きわめて学際的であるとともに，応用性を重視した実学である．

　今回，臨床検査技師教育のための実習書の制作が企画され，そのなかの1点として，『臨床検査学基礎実習』も刊行されることとなった．臨床検査学を構築する多くの科目は，学問領域や臨床検査領域が明確であり，現在，臨床検査として普及している多種多様な検査項目は，実習書で取り上げるべき実習項目の選定に重要な指針を与えるものと思われる．しかし，本書の場合には，学問領域や臨床検査領域が明確にされているわけでもなく，指針とすべき手がかりも少ない．本書の内容は，臨床検査の基礎をどのようにとらえるかによって，さまざまなアプローチが可能になるものと考えられる．また，求められる基礎内容は学問や技術の進歩により変化していくものと考えられる．これらが本書を編集する際に苦慮した点の一つである．

　本書の編集にあたっては，各専門科目で取り上げられるであろう実習項目に重複せず，しかも，これらの専門科目の実習に幾分なりとも関連を保てるように実習項目を組み立てることを基本方針とした．具体的には，本書の実習項目は，各科目の実習に共通性が高い検査機器を用いて行える，簡単ではあるが，理論的背景が明確に示せるものを中心として構成した．実習に組み入れた共通検査機器は，「化学容量器」「天秤」「遠心分離機」「攪拌機」「恒温槽」「分光光度計」「pHメータ」「顕微鏡」である．また，実習の円滑な実施に必要となる，「ガラス器具の種類と操作法」「薬品の取り扱い方」「数値の取り扱い」「実習に必要な理論と公式」「感染性廃棄物の取り扱い方」「感染予防——手洗いの方法」などについても簡単ではあるが記載した．

　本書の内容を独立した臨床検査関連の科目としてカリキュラムに取り入れることは，教育内容が増えていくなかではなかなか困難と思われるが，従来からある伝統的な臨床検査専門科目における実習項目の一部として組み入れることも可能ではないかと考えている．これらの実習を通して，学生諸氏が共通検査機器の取り扱いに慣れるとともに，臨床検査の一端に触れながら，臨床検査技師に必要と考えられる種々の基礎的な知識・技術を習得する機会となればと考えている．また，本書が臨床検査学教育の導入部としての役割が担えれば望外の喜びである．

2008年8月

編者／執筆者を代表して　鈴木優治

目次

臨床検査学実習書シリーズ
臨床検査学 基礎実習

『臨床検査学実習書シリーズ』の発行にあたって　iii
序文　v

I　総論　1

1　到達目標　2
2　実習についての注意点　5
3　ガラス器具の種類と操作法　10
4　水と試薬の選択　16
5　薬品の取り扱い方　19
6　感染性廃棄物の取り扱い方　23
7　感染予防——手洗いの方法　29
8　採血の仕方　34
9　数値の取り扱い　40
10　実習に必要な理論と公式　46

II　実習項目と解説　51

1　容量器，天秤を用いる実習　52
　1　市販試薬からの所定濃度の試薬液の調製　52
　2　標準溶液の調製　56
　3　pH 標準液の調製　59
　4　試薬の希釈と観察　62

2　微少容量の試験に関する実習　64
1　微量ピペットの取り扱い方　64
2　天秤および色素を用いた正確度と精密度の検定　68

3　pHメータを用いる実習　73
1　pH の測定　73
2　緩衝溶液の調製と緩衝溶液の性質　80
3　pH 指示薬の変色の性質　85
4　中和反応の滴定曲線の作成　90

4　攪拌機を用いる実習　95
1　均一な混濁溶液の調製　95

5　恒温槽および遠心機を用いる実習　97
1　酵素反応速度と温度　97
2　血清からの蛋白質の除去　101

6　分光光度計を用いる実習　104
1　溶液の色と吸収スペクトル　104
2　Lambert-Beer（ランベルト・ベール）の法則　110
3　モル吸光係数の測定　114
4　検量線の作成と未知試料の測定　119

7　顕微鏡を用いる実習　123
1　細胞の観察と簡単な細胞染色　123

III　まとめ　127

1　報告書の記載様式　128

I 総論

1 到達目標

I 総論

本書は，臨床検査技師教育の実習専門科目へのスムーズな導入に必要かつ役立つと考えられる基礎的な知識・技術が無理なく習得できるように組み立てられている．各実習で取り上げられている内容は，実習専門科目に共通する，今後必ず必要となるものである．確実に身につけてほしい．「総論」では，今後展開される実習専門科目において必要となる基本事項についてまとめた．随時参考にし，円滑な実習の遂行に努めてほしい．特に「I-2 実習についての注意点」は実習を実施するに際しての重要事項を網羅してあり，熟読して実習に臨んでいただきたい．

以下に各実習項目の到達目標を示すが，これらをチェック項目として自身の勉学の到達度を確認しながら進んでほしい．

1. 容量器，天秤を用いる実習
- 化学容量器が使用できる．
- 天秤が使用できる．
- モル濃度，規定濃度がわかる．
- 試薬濃度が計算できる．
- 標準溶液，希釈溶液が調製できる．

2. 微少容量の試験に関する実習
- 微量ピペットが使用できる．
- 微量ピペットが検定できる．
- 正確度と精密度が計算できる．

3. pHメータを用いる実習
- pHメータの構造がわかる．
- pHメータが使用できる．
- pHの定義がわかる．
- 水のイオン積がわかる．
- 酸性，中性，アルカリ性がわかる．
- 酸，アルカリ溶液のpHが計算できる．
- 緩衝溶液の性質がわかる．

- 緩衝溶液が調製できる．
- 緩衝溶液のpHが計算できる．
- pH指示薬の性質がわかる．
- pH指示薬の使用pH範囲がわかる．
- pH指示薬の選択ができる．
- 酸，塩基がわかる．
- 中和反応がわかる．
- 滴定曲線がわかる．
- 中和点と当量点がわかる
- 酸溶液，アルカリ溶液濃度が滴定により求められる．

4．攪拌機を用いる実習
- マグネチックスターラの構造がわかる．
- 攪拌機が使用できる．
- 均一混濁溶液の調製方法がわかる．

5．恒温槽および遠心機を用いる実習
- 恒温装置の構造がわかる．
- 恒温槽が使用できる．
- 酵素とは何かがわかる．
- 酵素反応の温度依存性がわかる．
- 温度管理の重要性がわかる
- 遠心機の構造と原理がわかる．
- 遠心機が使用できる．
- 除蛋白の必要性がわかる．
- 除蛋白法の機序がわかる．

6．分光光度計を用いる実習
- 分光光度計の構造がわかる．
- 分光光度計が使用できる．
- 溶液着色の原理がわかる．
- 吸収スペクトルがわかる．
- 吸収スペクトルが作成できる．
- 吸光度，透過率がわかる．
- Lambert-Beer（ランベルト・ベール）の法則がわかる．
- 測定波長が選択できる．
- 希釈系列溶液が調製できる．
- 片対数グラフ用紙が使用できる．
- モル吸光係数がわかる．
- モル吸光係数が計算できる．

・検量線が作成できる．
・検量線を用いて未知濃度試料の濃度を求めることができる．

7．顕微鏡を用いる実習
・光学顕微鏡の構造がわかる．
・光学顕微鏡が使用できる．
・細胞の固定，染色がわかる．
・動物細胞，植物細胞，細菌の違いがわかる．

（鈴木優治）

2 実習についての注意点

I 総論

目的 〜生きた材料の検査データは，教科書や講義を検証する〜

「臨床検査技師養成所指導要領」では「1単位の授業時間数は，講義及び演習については15時間から30時間，実験，実習及び実技については30時間から45時間」と定められている．1単位あたりの実験，実習および実技の時間は，講義時間をしのぐ時間数である．これほど実習は実践教育として，また生きた学問として重要である．教科書や副読本には基礎的理論や検討・研究データを集約して記載されているが，実習は教科書の検討・研究データを検証するためにある．したがって，正確なデータが要求される．

また，検討データをまとめてレポートに記載して，担当教員を交えて学生間で発表できる力を養うための重要なカリキュラムである．臨床検査技師（または臨床検査）は，みずからの手で検査データを生み，教科書または副読本と対比させて検討・討論をする観察力を養わなければならない．

しかし，形態学的検査では教科書だけでは症例の説明に限界があり，できるかぎり副読本を選定して重要なポイントを整理し，実習での標本と対比できる知識・技術を身につけよう．

重要性

学内実習と，迅速かつ自動分析機が発展している臨地実習とでは，測定原理・方法などが異なることは当然である．しかし，目的は同一であり，測定原理は異なることがあっても，検査データが生まれる過程は同じである．学内実習で測定原理や精度管理を学び，そのうえで検査データの解釈・評価に積極的に取り組むことにより，病院実習でもその積極性が評価される．

ともすれば講義などのペーパーテストが重視されがちであるが，実習への積極性な取り組み姿勢と思考力が問われる．特に，レポートの内容をみると講義や実習目的の理解度が観察できる．

復習・予習と取り組み

実習の日程または予定表は担当教員から事前に配布される．
講義などで教授された検査項目について，それを検証するための実習であることを前述した．したがって，事前に予習をする時間があり，教科書や講義ノートを復習して，実習の検査項目の検討目的を理解してから実習に臨まなければならない．講義や実習の内容を理解することにより，グループ実習でのディスカッションに参加できるのである．
また，医療事故（検査過誤）の要因に"精度管理"の不足がある．測定原理・試薬・機器などの選択は教員に委ねられることが多いが，精度や偏りの解析は"精度管理"の統計学的手法をよく理解しなければならない．

検討データの討論の場を大切に

1学年の学生数からして，グループ実習を取り入れている学校が多いと思われる．また，個人での実習においても学生間の討論が重要である．他人まかせにしないで，学生のころから"チーム医療"の重要性を認識して，実習を通して積極性と協調性を身につけ，学生間の討論を通してコミュニケーションの重要性を認識しよう．

実習材料

実習データは教科書のように正確で精度のよい結果が得られればその成果は期待できる．しかし，初歩の段階から，検査法のポイントを習得し，正確で精度のよい結果を期待することは困難なことが多い．失敗した例から得られる情報も貴重であり，積極的に参加して，それらから得られる情報を大切にしよう．実習の失敗をおそれずに，学生であるからこそ学内実習では失敗も許されるものである．
実習材料としてさまざまなものが提供される．その一つひとつが大切で貴重な材料である．病院検査室・検査センターでは，材料の採り直しは非常に困難であることを実習を通して認識してほしい．
また，実習材料のなかの"臨床材料"は，「個人情報の保護に関する法律」を遵守しなければならない．「この法律において「個人情報」とは，生存する個人に関する情報であって，当該情報に含まれる氏名，生年月日その他の記述等により特定の個人を識別することができるもの（他の情報と容易に照合することができ，それにより特定の個人を識別することができることとなるものを含む．）をいう．」と定義されている．
さらに，「臨床検査技師等に関する法律」（第19条 秘密を守る義務）を遵守しなければならない．学生間での検査データの討論についても

同様に遵守しよう．

実験衣は清潔に

学校の方針により，実験衣は診察型やケーシー型が指定されることが多い．一般的には実験・実習の行動性を考慮してケーシー型が望ましい．「実験衣をなぜ着るのか」と新入生に聞くと「衣類が汚れるから」という回答が多い．このことも一理はあるが，"実習材料または検査時からの感染および危険物の予防"である．特に，微生物検査の実習で実験衣を着用しないで感染した例もある．実験衣は行動性を重んじて選択し，清潔さを心得よう．

実習態度

学生の実習態度をみていると，足を組み，背中を曲げて前かがみの学生が多くみかけられる．実験・実習は背筋を伸ばし，ピペットの操作は実験台に肘をつけないで，試験管や培養器などは片手で持って分注，塗布をすることを心がけてほしい．実習態度により器物の破損や感染などの予防になることを心がけてほしい．

実習室および実験台の整理・整頓

実習室および実験台の繁雑さは，器具の破損，試薬の汚染やこぼすことの原因となる．実習マニュアル以外の教科書や副読本はできるだけ実験台に置かないよう心がけなければならない．また，ピペット，実験器具類，撹拌機などは実験操作法の手順を考えて適切に配置することが肝要である．

感染性廃棄物 ―検査材料―

実習終了後の検査材料の廃棄物は「廃棄物の処理及び清掃に関する法律及び廃棄物処理施設緊急措置法の一部を改正する法律」により，事業所（病院，学校など）からの産業（一般）廃棄物のなかでも「特別管理産業（一般）廃棄物とは，産業（一般）廃棄物のうち，爆発性，毒性，感染性その他の人の健康又は生活環境に係る被害を生ずるおそれのある性状を有するものとして政令で定めるもの」と定義されている．残余検体の血液・尿や細菌培養器などは，焼却処理・滅菌処理など適切な処理によって感染性を失わせなければならない．

また，一般廃棄物でもゴミの分別収集を細かく規定している自治体が多く，試薬容器などを適切に分別しなければならない．

化学物質の廃棄

法律で指定されている廃油（キシロール，クロロホルムなど），廃酸（ホルマリンなど）や硫酸，塩酸，アンモニア，水酸化ナトリウムなどの有害な産業廃棄物の判定基準を遵守しなければならない．しかし，病理組織学的検査の固定液などを除き，臨床検査薬は基準以下の希薄溶液が多い．詳細については担当教員に聞くなり他の成書を参照すること．

器具類の洗浄

試薬の調製に用いるメスフラスコ，ビーカー，三角フラスコやピペット類の洗浄は，実習の成否を決定するうえで重要である．
化学的測定法による試薬の調製以外は，特に酵素法が多用され，製品化されたキット類を実習に用いることが多いが，実習用器具類の洗浄は重要なポイントとなる．

手洗いの励行

実習で取り扱う試薬および試料は，強酸性，強アルカリ性の物質もあり，また，材料の血液・尿などは感染性廃棄物と心得，手洗いをまめに実行すること．手洗い後の清掃は，紙タオル（ディスポーザブル）を使用すること．

レポートの重要性

レポートは，自分の，またはグループ討議の結集であり，教員または他の学生に説明し，納得してもらう手段である．したがって，現在までの検討データや新しい知見を知らずしてレポートは書けない．学生および初級者向け用として出版されている"月刊*Medical Technology*"（医歯薬出版）などは参考文献としては格好である．詳しくはp.130を参照のこと．
また，レポートは提出期限までに担当教員に提出することはいうまでもない．講義の定期試験と同等の単位認定の基礎となる．

研究心を養おう

臨床検査にとって最も重要なことは正確で精密な検査データを提供することである．したがって，特に臨床材料を用いての実習では，ときとして乖離するデータがある．学内実習での限られた時間での解析はむりなことが多いが，専任教員とのディスカッションのなかから検討方法

や解析方法が発見できるかもしれない．検討データを大切にして，研究心を養おう．

文献
1) 大澤進ほか：臨床検査学講座／検査管理総論（第3版）．医歯薬出版, 2008.
2) 北村清吉編：臨地実習ノート（第2版）．医歯薬出版, 2003.
3) 日本臨床衛生検査技師会編：新医療廃棄物処理マニュアル．薬事日報社, 1997.

（信岡　学）

3 ガラス器具の種類と操作法

I 総論

ガラス器具は各種実験・測定時において必要不可欠な道具であるが，その目的に応じて適切な器具を用いて適切な操作をすることにより，その器具の価値を発揮することができる．

汎用容器

ビーカーやフラスコなどいわゆる"うつわ"的な器具であり，試薬類の分け取りや攪拌，混和あるいは反応用容器などとして用途は広く，多目的に使用される．

容量目盛がついているものもあるが，その値はあくまで目安であり，測容器としては用いられない．

＜ビーカー＞

"口"と呼ばれる注ぎ口がついており，形状的には標準形ビーカーのほかに，内容物の攪拌に適した円錐（三角）ビーカーや口径に比して背丈が高い高形ビーカーなどがあり，試験管で保存された凍結試料の融解時などに便利である（**図I-1**）．

図I-1 ビーカー

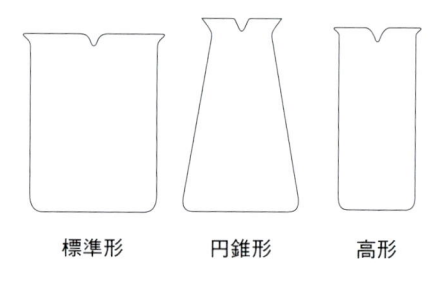

標準形　円錐形　高形

＜フラスコ（コルベン）＞

ビーカー同様，広範囲の用途に用いられるが，口径が細長くなっているので，内容物の攪拌，混和などに適しており，口がないのでゴム栓などによる密閉も可能である（**図I-2**）．

三角フラスコ：最も広範囲に使用されるフラスコであり，栓付のものもある．

平底フラスコ：主に比較的大容量の反応容器として用いられる．

丸底フラスコ：加熱に強く，蒸留用容器などとして用いられる．

ナス形フラスコ：耐熱，耐圧性に優れており，凍結乾燥時の試料容器などとして用いられる．

図I-2 フラスコ（コルベン）

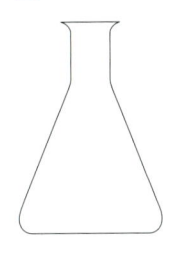

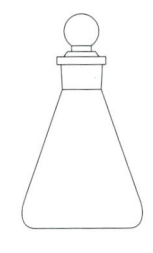

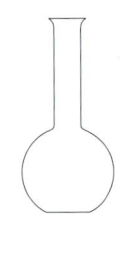

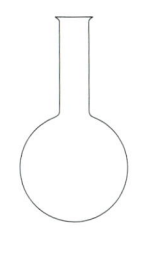

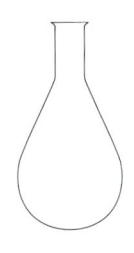

三角フラスコ　　栓付フラスコ　　平底フラスコ　　丸底フラスコ　　ナス形フラスコ

測容器

測容器とは体積計あるいは計量器ともいい，一定体積の液体を量り取るための器具のことである．

容器に記されている目盛は"標線"と呼ばれ，日本では液温が20℃の状態で一定の誤差範囲内にあるように検定されている．

液体の体積は温度が高いと膨張して増加し，低温では収縮して減少するので，極端に高温あるいは低温の場合は，液温を室温（20℃前後）に戻してから計量しないと誤差が大きくなる．

より厳密な値を求める場合は，計量液温を20℃に換算する補正値の一覧表を用いることもある．

＜標線の読み方＞

標線を読む場合は，容器を垂直にして，目の位置を液面のメニスカスと同じ高さに置き，容器から30cm程度離れた状態で読む（**図I-3**）．

図I-3　標線の読み方

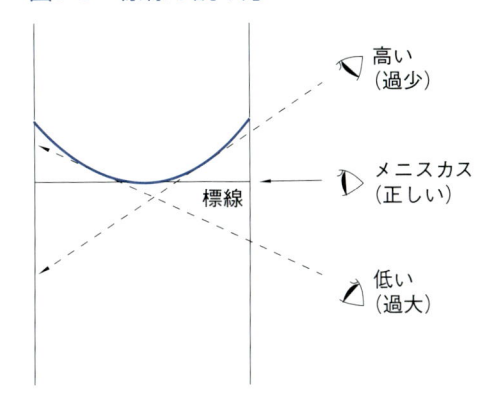

高い（過少）
メニスカス（正しい）
標線
低い（過大）

メニスカスより高い位置から見ると実際より低く（少なく），逆に，低い位置から見ると実際より高く（多く）読んでしまうので注意が必要である．

＜受用と出用＞

測容器には受用量器と出用量器があり，両者では記されている標線の意味が異なるので，使用目的に応じて使い分ける必要がある．

受用量器：量器に入れたときの液体容量を示した標線が記されたもので，"TC"（To Contain：英語）あるいは"E"（Einguss：独語）の記号が付されている．

出用量器：量器から排出される液体容量を示した標線が記されたもので，"TD"（To Deliver）あるいは"A"（Ausguss）の記号が付されている．

液体を排出した容器には必ず"ぬれ"と呼ばれる内壁をぬらすわずか

な残液があり，出用量器の標線はこの"ぬれ"を考慮して示されている．つまり，ある標線に合わせて量器内に入っている実際の液量は排出後の残液である"ぬれ"の分だけ多くなっている．

測容器の種類と使い方

＜ホールピペット＞

一定体積の液を別容器に移し採る際に用いる代表的な出用量器である（**図I-4**）．

利き腕の中指，薬指と親指ではさむように持ち（**図I-5**），ピペット先端を液中に差し入れ，ストローの要領で標線のやや上の位置まで液を吸い上げる（**図I-6-a**）．この際，ピペット先端が液面から出ると液が一気に口中に入るので注意する．

液を吸い上げたら，吸い口を人差し指でふさぎ，液の落下を押さえてピペットを引き上げ，外側に付着した液を拭き取ったあと，ピペットを垂直に保ちながら吸い口を押さえている指をわずかに緩めてメニスカスを標線に合わせる（**図I-6-b**）．

受器への排出は必ず自然落下で行い（**図I-6-c**），先端に残る液はピペット中央のふくらみを手のひらでおおい，吸い口を指でふさいでピペット内の空気を膨張させて排出する（**図I-6-d**）．

液の排出時に息で吹き出すと，本来は"ぬれ"として残る液も排出されて誤差が生じるので注意する．

図I-4　ホールピペット　　図I-5　ピペットの持ち方　　図I-6　ピペットの操作法

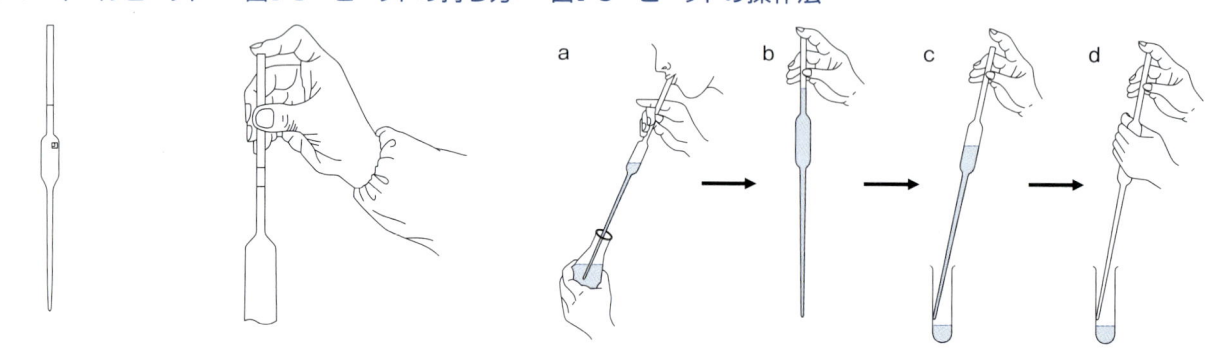

＜メスピペット＞

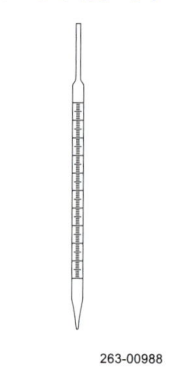

図I-7　メスピペット

全容量だけでなく，途中の細かい目盛がついたピペットで，吸い口を押さえる人差し指の加減により任意の液量を排出したり分注などに用いる出用量器である（**図I-7**）．

目盛は吸い口側が"0"になっており，排出した量が読めるようになっている．

また，目盛が先端までついた先端目盛ピペット

と先端部分が死量になっている中間目盛ピペットがあるので，使用時には必ず確認しておく（**図Ⅰ-8**）．先端目盛ピペットには▲，中間目盛ピペットには■の記号がついていることが多い．

操作法はホールピペットと同様で，排出も必ず自然落下で行うが，先端目盛ピペットの最後に残る残液については軽く吹いて排出させる．

＊ピペットは本来は口で吸い上げるのが基本であるが，危険性の高いものや吸引量が多い場合には安全ピペッタ（**図Ⅰ-9**）や専用の吸引装置を装着することもある．

図Ⅰ-8　先端目盛ピペットと中間目盛ピペット

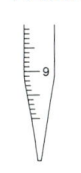

先端目盛

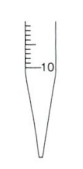

中間目盛

図Ⅰ-9　安全ピペッタ

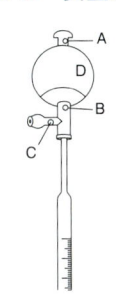

Aの部分をつまんでD部分の空気を押し出してへこませる．
ピペットの吸い口をCの位置より低いところまで差し込む．
ピペット先端を液中に入れ，Bの部分を押すと吸引し，放すと止まる．
Cの部分を押すと排出され，放せば止まる．
操作の進行に伴いD部分が膨らんで吸引力がなくなるので，適宜Aをつまんで D部の空気を抜く．

<ビュレット>

メスピペットの先端に滴下用コックがついたような形をしたもので，主に滴定分析に用いる出用量器である．スタンドに垂直にセットして使用する（**図Ⅰ-10**）．

図Ⅰ-11のように，左手指でコックを操作して滴下させ，もう一方の手で受器を攪拌する．

コックの開閉により滴下するが，先端にできる液滴を1/2〜1/3滴程度にふくらませて受器の内壁に洗い込むことで，ごく微量の滴下も可能になる．

図Ⅰ-10　ビュレット　　**図Ⅰ-11　ビュレットの滴定操作**

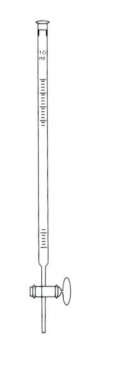

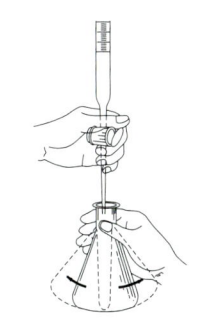

<メスフラスコ（メスコルベン）>

図I-12　メスフラスコ

一定容積の標線のある栓付の平底フラスコで，一般には受用量器であることが多い（**図I-12**）．
標準液の調製など正確な濃度調整時に用いられる．秤量した試薬をビーカーなどで溶媒により溶解後，メスフラスコに移して溶媒を追加して標線に合わせ，最後に共栓をして数回転倒混和し，内容液の濃度を均一にする．
結晶状の試薬を直接メスフラスコ内で溶解するのは，希釈熱による加熱や内壁面損傷による容量変化の原因にもなるので好ましくない．

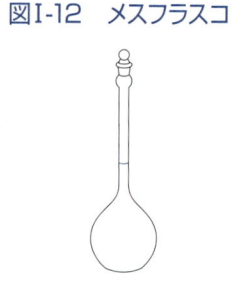

<メスシリンダー>

細かい目盛がついた円筒状の測容器で，液状試薬の量り取りなどに用いる（**図I-13**）．
出用・受用どちらもあるので使用時には必ず記号を確認する．
栓付のものは混合シリンダーとも呼ばれ，液状試薬を一定比率で混合する場合などに便利である（**図I-14**）．
メスフラスコ同様，シリンダー内での結晶試薬溶解は好ましくない．

図I-13　メスシリンダー　　　図I-14　栓付メスシリンダー

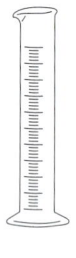

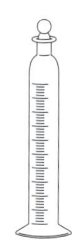

ガラス器具の洗浄

使用後のガラス器具は再利用時に影響が出ないように十分に洗浄する必要がある．
その要領は，まず内容物を除去し，水道水ですすいでから専用の洗剤液に規定された時間浸漬して付着成分を遊離させ，必要であればブラッシングをする．
ただし，メスフラスコやメスシリンダーのような測容器の場合は，ブラッシングにより内壁面に傷をつけ，内容量に変化をきたす危険があるので，ブラッシングするのは好ましくない．
ガラス器具は乾燥すると試薬成分が汚れとして管壁にこびりついて落ちにくくなるため，すぐに洗浄できない場合は水道水を入れておくなど乾燥させないようにしておくことが大切である．
次に水道水で洗剤液を十分にすすいだあと，水道水の成分を除去するために，純水ですすいで乾燥する．

乾燥には自然乾燥と乾燥器による熱乾燥があるが，いずれの場合も器具を逆さにして水切りのよい状態にすることで，より短時間で乾燥できる．

なお，メスフラスコ，メスシリンダーおよびピペット類の乾燥は，加熱による器具の膨張を防ぐため，自然乾燥あるいは50℃以下での熱乾燥が原則である．

ピペット類の洗浄もほぼ同様で，使用後は水道水ですすいでから洗剤液の入った円筒容器に規定時間浸漬する．この際，ピペット先端部の破損を防ぐため，先端を上にして入れるのが一般的である．次にサイホン式ピペット洗浄器あるいは超音波洗浄器などで十分に水洗後，純水を通して乾燥する．

（小峰伸一）

4 水と試薬の選択

I 総論

実験に使用する水

臨床検査で用いられる水は，単に純水や精製水などと呼ばれているが，製造法により分類するほうが特徴を理解するうえでは便利である．また，日本工業規格（JIS K0557）ではA1～A4の4段階に分類されている．実験・実習を行う前に実験室の水がどれに該当するか，目的とする純度の水が得られているかを確認しておく．純度は，純水装置のメーターで，比抵抗（MΩ・cm）あるいは電気伝導率（μS/cm）を測定すればよい．純度が高いほど電気を通さないので，これらの値で水の純度がわかる．

＜製造法による分類＞

蒸留水：蒸留水は最も古くから使われているが，水と沸点が近い物質（アルコールなど）は除去することができない．

イオン交換水：イオン交換法により水中のイオンを除去して得られた純度の高い水．イオン化するものは除去できるが，イオン化しない有機物や細菌などの除去は期待できない．化学検査に適する．製造コストが低く，連続して多量に製造することができる．

逆浸透水（RO水）：逆浸透（reverse osmosis）現象を利用してつくられる水．水は半透膜を通過できるが，水分子より大きな分子は膜を通らないので，不純物を除去できる．微生物検査，化学検査などほとんどの検査に適する．

超純水：純水の比抵抗は1～10 MΩ・cm程度であるが，超純水はさらに不純物が除去され，比抵抗10 MΩ・cm以上の水をいう．水の理論的な比抵抗は18.24 MΩ・cmなので，きわめて純度が高い．微量分析，遺伝子，組織培養，半導体関連などに使用．

＜化学分析用の水に関するJIS規格による分類（A1～A4）＞

A1：器具類の洗浄およびA2～A4の水の原料に用いる．最終工程でイオン交換法によって精製したもの，またはこれと同等の質が得られる方法で精製したもの．

A2：一般の化学分析およびA3～A4の水の原料などに用いる．A1の水を用い最終工程でイオン交換装置・精密濾過器などの組み合わせによって精製したもの，またはこれと同等の質が得られる方法で精製したもの．

A3：試薬類の調製，微量成分の化学分析などに用いる．A1またはA2の水を用い，最終工程で蒸留法によって精製したもの，またはこれと同等の質が得られる方法で精製したもの．

A4：有機物の試験，微量成分の化学分析などに用いる．A1またはA2の水を用い，最終工程で酸化剤（過マンガン酸カリウムなど）を共存させた蒸留法で精製したもの，またはこれと同等の質が得られる方法で精製したもの．

> 純水使用上の注意事項：どのような方法で製造した純水でも，保管しているうちに空気中の炭酸ガスが溶けて飽和すればpHは5.6～5.7程度になる．アルカリの標準液をつくるときには影響が大きいので，なるべく製造直後の水を使うとよい．保管していた水を使うときは，いったん煮沸して炭酸ガスを追い出す．

実験に用いる試薬の選択

臨床検査では市販汎用試薬から生物由来の物質まで幅広いものを取り扱うが，ここでは基本的な汎用試薬と容量分析用試薬，容量分析用標準物質について述べる．

＜一般試薬（汎用試薬）＞

酸・アルカリなど汎用試薬は高濃度の状態で市販されている．これを希釈して分析から洗浄など幅広い用途で使用する．これらの試薬には精密分析用，JIS 特級，JIS 1級などの品位があり，使用目的に応じて選ぶ．また，試薬についてもJIS規格とは別に「日本薬局方」という規格もあるが，化学分析に使用するのは主にJIS規格のものが中心になる．

＜容量分析用の市販試薬＞

容量分析用として市販されている試薬で，1mol/l 塩酸や 1mol/l 水酸化ナトリウムのように濃度とファクター（Factor）を記して正確な濃度が保障されている試薬を指す．これをそのままあるいは希釈して滴定に用いれば，市販試薬を希釈して標準物質で標定する手間が省けるので便利である．

表示例

1mol/l塩酸　（1N塩酸）
HCl＝36.46
Factor（20℃）　　1.002
使用期限　　　　2008.07
Lot　LTJ　3967

1N（1規定）1価の酸・塩基は1mol/l＝1N

表示濃度にFactorを乗ずると正確な濃度になる．
　1×1.002＝1.002mol/l（正確な濃度）

※Factorは濃度係数ともいわれ，分析では重要な意味がある

＜容量分析用標準物質（JIS standard）＞

JIS規格による容量分析用標準物質は試薬カタログに"JIS standard"と掲載されている物質で，一次標準液を調製するのに用いる．
標準物質はとても高価なので，学生実習では特級品で代用すればよい．

表 I-1　容量分析用標準物質（JIS K8005：2016）

名　称	化学式
亜鉛	Zn
アミド硫酸（スルファミン酸）	$HOSO_2NH_4$
塩化ナトリウム	NaCl
シュウ酸ナトリウム	$Na_2C_2O_4$
炭酸ナトリウム（無水）	Na_2CO_3
銅	Cu
二クロム酸カリウム	$K_2Cr_2O_7$
フタル酸水素カリウム	$C_6H_4(COOK)(COOH)$
フッ化ナトリウム	NaF
ヨウ素酸カリウム	KIO_3
炭酸カルシウム	$CaCO_3$
トリスヒドロキシメチルアミノメタン	$(CH_2OH)_3CNH_2$

標準物質で標準液を調製し，下図のように順次滴定を行い，濃度を正確に決める（このように濃度を決める操作を"標定"という）．

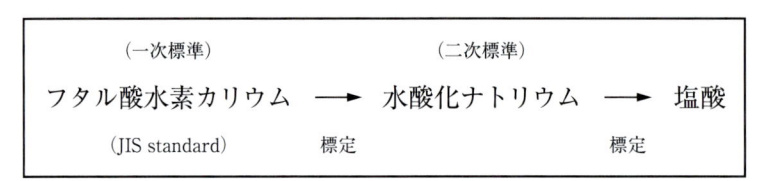

```
          （一次標準）              （二次標準）
     フタル酸水素カリウム  ──→  水酸化ナトリウム  ──→  塩酸
        (JIS standard)          標定                標定
```

（酒井健雄）

5 薬品の取り扱い方

I 総論

臨床検査で使用する薬品は，毒物・劇物・危険物など多岐にわたるので，試薬の性質，安全に調製する方法，安全に廃棄する方法などについて十分理解して実習に臨む．特に廃液の処理については，公害防止上の観点から十分な注意が必要である．これらについての詳細は，「Ⅰ-6　感染性廃棄物の取り扱い方」（p.23）および『臨床検査学講座／検査管理総論』や『同／化学』の安全管理や試薬の取り扱いの項参照．ここでは試薬の調製や調製時の注意について述べる．

薬品に対する知識

使用する薬品については，その性質についてよく調べておく．
シアン化水素，硫化水素，発煙硝酸など有毒ガスを発生する試薬はドラフトチャンバー内で取り扱う．また，酸やアルカリをピペットでとるときには，駒込ピペットか安全ピペッタを用いる．
エーテルやアルコール，キシレンなどのような引火性の強い薬品は火気のないところで取り扱い，その保管量は最小限にしておくことが望ましい．

汚染防止

市販試薬を一定量取り出して希釈する場合に留意しなければならないのは，ピペットを直接試薬ビンに挿入して採取すると試薬が汚染される場合があることである．汚染した試薬は洗浄用などに用いる場合は特に問題はないが，分析用には使えなくなるので注意が必要である．
そこで，試薬ビンからデカンテーション（傾斜法）でいったん三角フラスコなどに移し，そこからピペットで一定量を量り取り，いったん試薬ビンから取り出した試薬はビンには戻さないようにする．
試薬ビンは使用後すぐに栓をすることを習慣として，栓とビンを取り違えることを防ぐ．

廃液の処理

実験・実習後に生じた不要物は確認したうえで捨てる．うっかり捨てて，あとで困るということがよく見受けられる．

酸やアルカリ，塩類などは大量の水で希釈してpHを中性付近にして下水に流してもよいが，毒性を有するものや重金属は廃液処理装置で処理してから放流する．

薬品をこぼしたとき

酸やアルカリをこぼしたときは，まず水を含ませた雑巾で拭き取り，水洗いした雑巾で数回拭き取ればよい．

酸やアルカリがかかったとき

酸やアルカリが身体についたり口中に入った場合は，すみやかに水道水で洗浄する．

特にアルカリは皮膚や粘膜に対して侵襲性が高いので，低濃度の水溶液でも取り扱いに注意を要する．万一，酸やアルカリが口中に入ったときは，十分水で洗ってから飴をなめると，痛みが少し緩和される．応急手当をしたあとは，必要があれば医師に診てもらう．

薬品の保管

薬品類は自然災害や盗難などの被害から守るためにも耐震薬品庫に保管するのがよい．

薬品は毒物・劇物・危険物など区分けして保管する．

希釈するときの原則

①水に試薬を加える．
②試薬は攪拌しながら少しずつ加える．
③発熱が著しいときは冷却しながら希釈する．

メスシリンダーとビーカーで希釈する方法（図I-15）　大体の濃度でよい試薬の調製．

①純水をメスシリンダーで量り取り，ビーカーに移す．
②別のメスシリンダーで試薬を量り取る．
③純水が入ったビーカーに，かき混ぜながらゆっくり加える．
④よく混ぜて試薬ビンに移してラベルを貼る．

図I-15 メスシリンダーとビーカーで希釈する方法

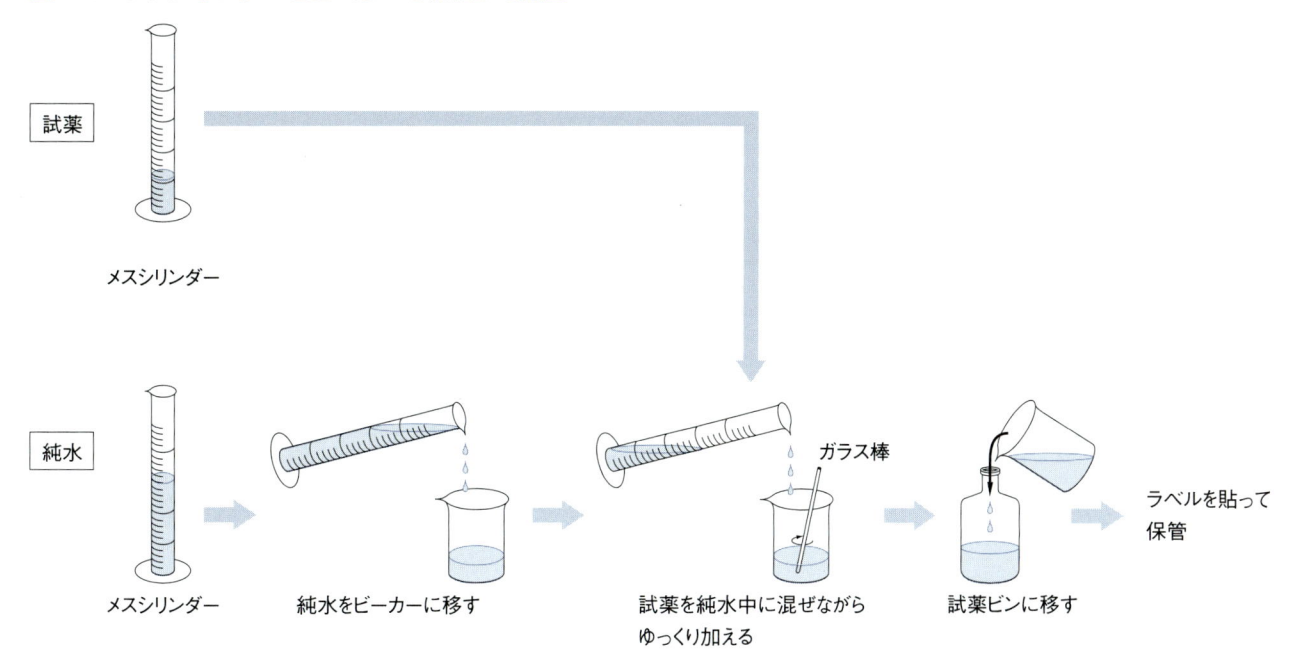

メスフラスコとピペットを用いる方法（図I-16） 正確な濃度の試薬調製をするとき．

①純水をメスフラスコに半分程度入れる．
②試薬をホールピペットで量り取り，メスフラスコに移す．
③混ぜてから純水を追加して標線に合わせる．
④転倒混和して標線に合っていることを確認し，試薬ビンへ移してラベルを貼る．

図I-16 メスフラスコとピペットで希釈する方法

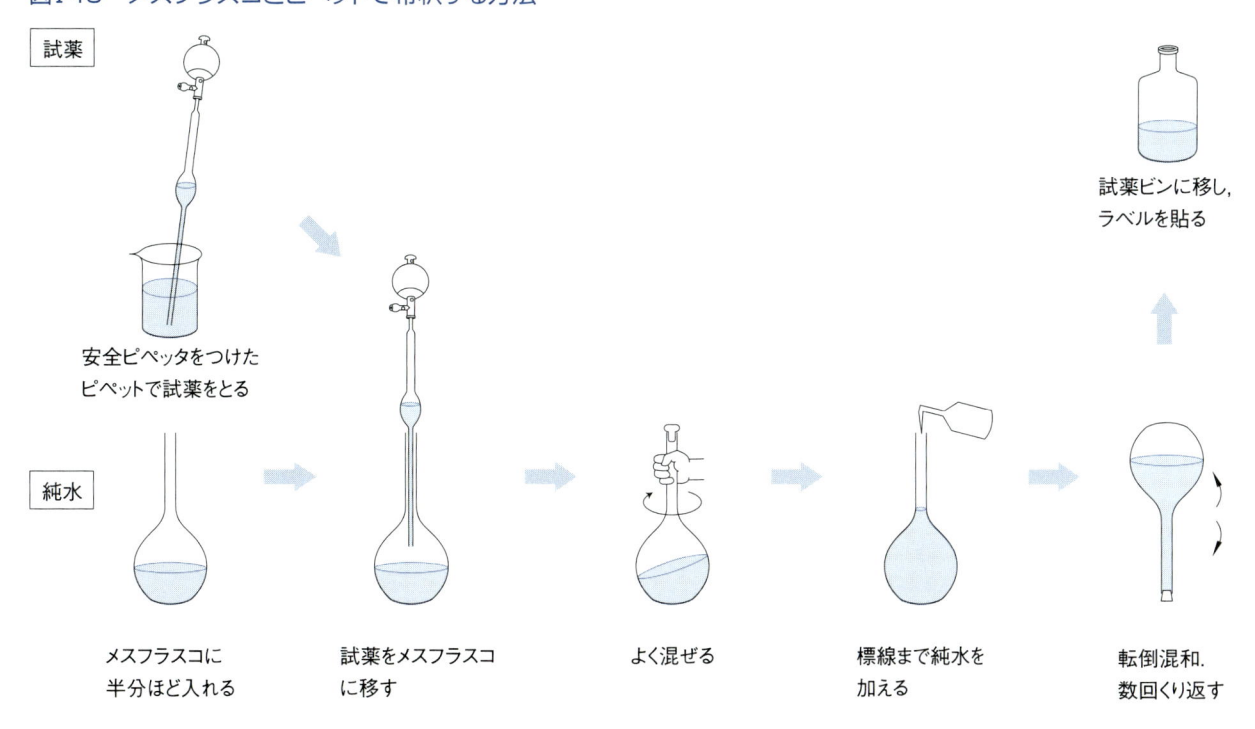

> **検討課題**
>
> ①試薬の希釈操作法で，全体の体積が正確なのは上記2者のどちらか．
> ②定量用試薬の調製はどちらの方法で行うべきか．

固体試薬の量り方

NaClなどの固体試薬を量り取る場合，どの程度の精度で調製するかによって用いる天秤が異なる．

定性的な試薬や洗浄などの用途に用いる場合は上皿天秤で量り取ればよい．上皿天秤で量るときには特別な場合を除き薬包紙を使って量り取ることが多い．容量分析用の標準液調製には読み取り限度 0.1mg の天秤を用いるのが望ましい．量り取りに使う容器は秤量ビンやビーカーを使う．

試薬によっては，NaOHのように吸湿性や炭酸ガスを吸収する性質があるものは，精密に量ることより，すみやかに量ることが優先される．このような試薬はビーカーで上皿天秤を用いて素早く量り，潮解したり炭酸ガスを吸わないように，すみやかに炭酸ガスを含まない純水（純水製造装置でつくりたての水がよい）に溶かす．

薬包紙のつくり方（図I-17）

四隅に破線のように内側へ折り目をつけ，中央部には折り目はつけない．こうすると中央がくぼんで試薬がのせやすくなる．

図I-17 薬包紙のつくり方

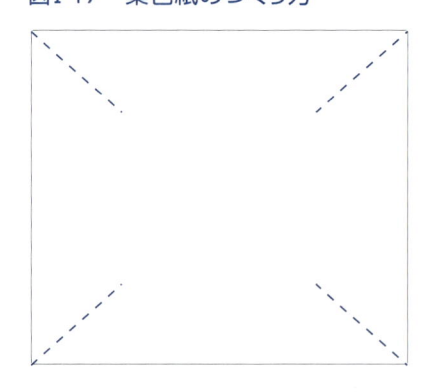

（酒井健雄）

6 感染性廃棄物の取り扱い方

I 総論

医療関係機関等の医療行為に伴って排出される血液や血液の付着した注射針・ガーゼなどの感染性廃棄物によって,患者や医療従事者の院内感染はもとより,医療廃棄物処理事業者が感染するという事故が多く報告されている."感染性廃棄物"とは,医療関係機関等から生じ,人が感染し,または感染するおそれのある病原体が含まれ,もしくは付着している廃棄物またはこれらのおそれのある廃棄物である.

環境省は,感染性廃棄物処理対策検討会を設置し,感染性廃棄物の適正な処理を確保し,生活環境の保全および公衆衛生の向上を図ることを目的として,2004年3月に,「廃棄物処理法に基づく感染性廃棄物処理マニュアル」(厚生省,1992)の改正マニュアルを作成した.その後も数度にわたって一部改定がなされた.本書では2018年3月に発行された本マニュアル[1]に基づき概説する.

"医療関係機関等"とは,病院,診療所(保健所,血液センターなど),衛生検査所,介護老人保健施設,助産所,動物の診療施設および試験研究機関(医学,歯学,薬学,獣医学にかかわるものに限る)をいう.

用語

廃棄物は,事業活動に伴って生じる"産業廃棄物"とそれ以外の"一般廃棄物"とに区分され,それぞれに"特別管理産業廃棄物"と"特別管理一般廃棄物"とがある(図Ⅰ-18).

"特別管理産業(一般)廃棄物"は,"産業(一般)廃棄物"において,爆発性,毒性,感染性,その他の人の健康または生活環境に係る被害を生ずるおそれのある性状を有するものをいう.

図Ⅰ-18 廃棄物の区分[1]

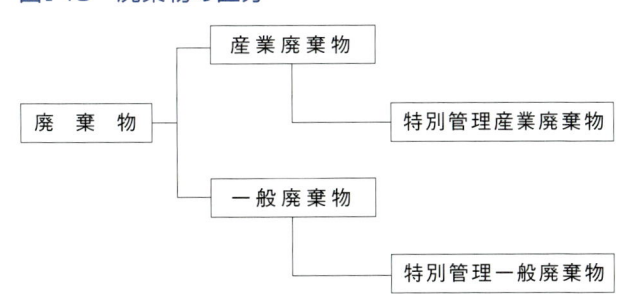

```
廃棄物 ─┬─ 産業廃棄物 ─── 特別管理産業廃棄物
        └─ 一般廃棄物 ─── 特別管理一般廃棄物
```

"産業廃棄物"として20種類の廃棄物が定められており，医療関係機関等からは血液（廃アルカリまたは汚泥），アルコール，キシロールなどの有機溶剤（廃油），ディスポーザブル手袋（ゴムくず），注射針（金属くず），アンプル，ビン（ガラスくず）などの"産業廃棄物"が発生するが，これらのうち感染性廃棄物であるものを"感染性産業廃棄物"という．このような"感染性産業廃棄物"は"特別管理産業廃棄物"の一種である．しかし，焼却などの処理によって感染力が失われれば通常の廃棄物であり，"産業廃棄物"として処理されることとなる．

"一般廃棄物"は産業廃棄物以外の廃棄物であり，医療関係機関等からは，紙くず，厨芥，脱脂綿，ガーゼ等の繊維くずなどが発生するが，これらのうち感染性廃棄物であるものを"感染性一般廃棄物"という．

感染性廃棄物の判断基準

感染性廃棄物であるかどうかは，廃棄物の"形状"，"排出場所"，または廃棄物を排出した患者の"感染症の種類"の観点から判断される．医療関係機関等から排出される感染性廃棄物を**表Ⅰ-2**に示す．

表Ⅰ-2 感染性廃棄物の判断基準

観点	感染性廃棄物	注 釈
形状	(1) 血液，血清，血漿および体液（精液を含む）（以下「血液等」という）	①動物の血液等については，動物が人畜共通感染症に罹患または感染している場合を除き，感染性廃棄物として取り扱わない ②透析等回路（ダイアライザー，チューブ等）や輸液点滴セット（バッグを除く）についてはこれらに含まれている血液等は分離されず一体的に処分されていることから，感染性廃棄物に該当する
	(2) 手術等に伴って発生する病理廃棄物（摘出または切除された臓器，組織，郭清に伴う皮膚等）	ホルマリン浸漬臓器等も感染性廃棄物に含まれる
	(3) 血液等が付着した鋭利なもの	血液等が付着した注射針，メス等をいう
	(4) 病原微生物に関連した試験，検査等に用いられたもの	病原微生物に関連した試験，検査等に使用した培地，実験動物の死体，試験管，シャーレ等
排出場所	感染症病床，結核病床，手術室，緊急外来室，集中治療室および検査室において治療，検査等に使用されたあと排出されたもの	①感染症病床とは感染症法により入院措置が講ぜられる一類，二類感染症（結核を除く），新型インフルエンザ等感染症，指定感染症および新感染症の患者に係る病床をいう ②検査室とは採血室，透析室および微生物や病理学等に関する臨床検査室（検体検査室）等をいう
感染症	(1) 感染症法の一類，二類，三類感染症，新型インフルエンザ等感染症，指定感染症および新感染症の治療，検査等に使用されたあと排出されたもの	
	(2) 感染症法の四類および五類感染症の治療，検査等に使用されたあと，排出された医療器材，ディスポーザブル製品，衛生材料等（ただし，紙おむつについては，特定の感染症に係るもの等に限る：表Ⅰ-3参照）	医療器材：注射針，メス，ガラス製器材（試験管，シャーレ，アンプル，バイアル等） ディスポーザブル製品：ピンセット，注射器，カテーテル類，透析等回路，輸液点滴セット，手袋，血液バッグ，リネン類等 衛生材料：ガーゼ，脱脂綿等 その他：紙おむつ（感染症の種類等により感染性廃棄物とする），標本（検体標本）

〔上記の観点で，判断が困難な場合は，専門知識を有する者（医師，歯科医師および獣医師）によって感染のおそれがあると判断される場合は感染性廃棄物とする〕
〈注意〉次の廃棄物も感染性廃棄物と同等の扱いとする
・外見上，血液と見分けがつかない輸血用血液製剤等（全血製剤，血液成分製剤等）
・血液等が付着していない鋭利なもの（注射針，メス，破損したガラス製品等）

表I-3 感染症ごとの紙おむつの取り扱い

感染症法の分類	感染症名	紙おむつの取り扱い*	備考
一類	エボラ出血熱，クリミア・コンゴ出血熱，痘そう，南米出血熱，ペスト，マールブルグ病，ラッサ熱	○	
二類	急性灰白髄炎，結核，ジフテリア，重症急性呼吸器症候群（病原体がSARSコロナウイルスであるものに限る），中東呼吸器症候群（病原体がMERSコロナウイルスであるものに限る），鳥インフルエンザ（病原体がインフルエンザAウイルスH5N1，H7N9であるものに限る．「特定鳥インフルエンザ」という．）	○	
三類	コレラ，細菌性赤痢，腸管出血性大腸菌感染症，腸チフス，パラチフス	○	
四類	E型肝炎，A型肝炎，炭疽，鳥インフルエンザ（特定鳥インフルエンザを除く），ボツリヌス症，オムスク出血熱，サル痘，ニパウイルス感染症，鼻疽，ヘンドラウイルス感染症，類鼻疽，レプトスピラ症，重症熱性血小板減少症候群（病原体がフレボウイルス属SFTSウイルスであるものに限る）	○	
四類	黄熱，Q熱，狂犬病，マラリア，野兎病，ウエストナイル熱，エキノコックス症，オウム病，回帰熱，キャサヌル森林病，コクシジオイデス症，腎症候性出血熱，西部ウマ脳炎，ダニ媒介脳炎，つつが虫病，デング熱，東部ウマ脳炎，日本紅斑熱，日本脳炎，ハンタウイルス肺症候群，Bウイルス病，ブルセラ症，ベネズエラウマ脳炎，発しんチフス，ライム病，リッサウイルス感染症，リフトバレー熱，レジオネラ症，ロッキー山紅斑熱，チクングニア熱，ジカウイルス感染症	×	ただし，血液等が付着したものは，感染性廃棄物に該当する
五類	クリプトスポリジウム症，麻しん，メチシリン耐性黄色ブドウ球菌感染症，アメーバ赤痢，RSウイルス感染症，咽頭結膜熱，A群溶血性レンサ球菌咽頭炎，感染性胃腸炎，急性出血性結膜炎，急性脳炎（ウエストナイル脳炎，西部ウマ脳炎，ダニ媒介脳炎，東部ウマ脳炎，日本脳炎，ベネズエラウマ脳炎及びリフトバレー熱を除く），劇症型溶血性レンサ球菌感染症，細菌性髄膜炎（侵襲性インフルエンザ菌感染症，侵襲性髄膜炎菌感染症，侵襲性肺炎球菌感染症に該当するものを除く），ジアルジア症，水痘，先天性風しん症候群，手足口病，突発性発しん，破傷風，バンコマイシン耐性黄色ブドウ球菌感染症，バンコマイシン耐性腸球菌感染症，百日咳，風しん，ペニシリン耐性肺炎球菌感染症，ヘルパンギーナ，無菌性髄膜炎，薬剤耐性緑膿菌感染症，流行性角結膜炎，薬剤耐性アシネトバクター感染症，カルバペネム耐性腸内細菌科細菌感染症	○	
五類	インフルエンザ（鳥インフルエンザおよび新型インフルエンザ等感染症を除く），ウイルス性肝炎（E型肝炎およびA型肝炎を除く），後天性免疫不全症候群，性器クラミジア感染症，梅毒，クラミジア肺炎（オウム病を除く），クロイツフェルト・ヤコブ病，性器ヘルペスウイルス感染症，尖圭コンジローマ，伝染性紅斑，播種性クリプトコックス症，マイコプラズマ肺炎，流行性耳下腺炎，淋菌感染症，侵襲性インフルエンザ菌感染症，侵襲性髄膜炎菌感染症，侵襲性肺炎球菌感染症	×	ただし，血液等が付着したものは，感染性廃棄物に該当する
新型インフルエンザ等感染症	新型インフルエンザ，再興型インフルエンザ	○	
指定感染症		○	
新感染症		○	

*○：感染性廃棄物 ×：非感染性廃棄物――○×に従って感染性廃棄物と非感染性廃棄物とを分別して排出しない場合には，すべて感染性廃棄物として取り扱うこと

廃棄物の処理と体制

すべての廃棄物は，法に基づいて適正に処理されなければならない．廃棄物の"処理"とは，廃棄物が発生してから"分別"，"保管"，"収集運搬"，"再生"および"処分"（廃棄物を無害化・安全化・安定化させる"中間処理"と，実質的な埋立て処分を行う"最終処分"からなる）までの一連の行為（図I-19）をいう．

図I-19　廃棄物の処理[1]

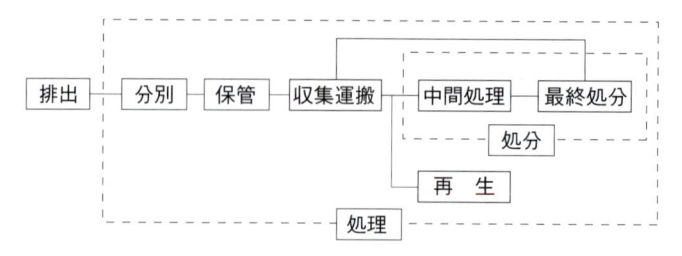

事業活動で発生した廃棄物については排出事業者が適正に処理する責務がある．すなわち，医療関係機関等は，医療行為によって生じた産業廃棄物および特別管理産業廃棄物をみずから処理するか，または都道府県知事（保健所設置市では市長）の許可を受けた産業廃棄物処理業者に処理を委託しなければならない．一方，一般廃棄物および特別管理一般廃棄物は，市町村の指示に従って処理することになっている．

医療関係機関等における感染性廃棄物の管理体制

＜処理計画・管理規定の作成＞

医療関係機関等の管理者等は，施設内で発生する感染性廃棄物の種類，発生量などを把握し，感染性廃棄物が適正に処理されるように，①発生状況，②分別方法，③施設内の収集運搬方法，④滅菌などの方法（施設内処理を行う場合），⑤梱包方法，⑥保管方法，⑦収集運搬業者および処分業者の許可証の確認や委託契約に関する書類作成（業者委託する場合），⑧緊急時の関係者への連絡体制，などの処理計画を定め，また，施設内での感染性廃棄物の具体的な取り扱い方法や廃棄物の種類に応じた取り扱い上の注意事項などの管理規定を必要に応じて作成する必要がある．

そして，施設内での処理が適正に行われているかどうかを常に把握し，処理状況の帳簿を作成し，一定期間保存しなければならない．一方，感染性廃棄物の処理を業者に委託する場合には，産業廃棄物管理票（マニフェスト）を用いた管理により契約に基づいて適正な処理が行われているかどうかを把握しなければならない．

＜特別管理産業廃棄物管理責任者の設置＞

管理者等は，施設内における感染事故を防止し，感染性廃棄物を適正に処理するために，特別管理産業廃棄物管理責任者を任命し，管理体制を充実させる必要がある．医師，歯科医師，薬剤師，獣医師，保健師，助産師，看護師，臨床検査技師，衛生検査技師または歯科衛生士などはこのような感染性廃棄物にかかわる特別管理産業廃棄物管理責任者としての資格を有する．なお，特別管理産業廃棄物管理責任者は処理計画書および管理規定に基づいて感染性廃棄物の排出，分別，梱包，中間処理などの具体的な実施細目を作成し，医療従事者，清掃作業員

などの関係者に周知徹底しなければならない．

感染性廃棄物の適正処理

＜分別＞

医療関係機関等から発生する廃棄物は，発生時点において①感染性廃棄物，②非感染性廃棄物，③その他の廃棄物（紙くず，厨芥など）に分別して排出する．ただし，感染性廃棄物と同時に発生する他の廃棄物を感染性廃棄物と同等の取り扱いをする場合には分別の必要はない．さらに，感染性廃棄物は，梱包が容易にできるように，廃棄物の発生時点で①液状または泥状のもの（血液など），②固形状のもの（血液が付着したガーゼなど），③鋭利なもの（注射針，メスなど）の3種類に分別する．

①梱包

感染性廃棄物は，容器に収納して収集運搬することになっており，収納しやすく，損傷しにくい容器で密閉しなければならない．

注射針やメスなど鋭利なものは，金属製やプラスチック製などで耐貫通性のある堅牢な容器を，固形状のものは，丈夫なプラスチック袋を二重にして使用するか堅牢な容器を，液状または泥状のものは，漏洩しないように密閉容器を使用することが必要である．

なお，同一の処理施設でこれらを処理する場合には，必要に応じて一括梱包することも認められている．ただし，その場合は廃棄物の性状に応じた容器の材質などを併せもつものを使用しなければならない．

②表示

関係者が感染性廃棄物であることを識別できるように，容器にはバイオハザードマークラベル（**図Ⅰ-20**）をつけるか，"感染性廃棄物"と明記する．

図Ⅰ-20　バイオハザードマーク

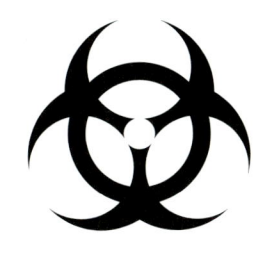

廃棄物の性状に応じてラベルマークの色を分けることが望ましい．

- 液状または泥状のもの（血液など）：赤色
- 固形状のもの（血液などが付着したガーゼなど）：橙色
- 鋭利なもの（注射針，メスなど）：黄色
- 分別排出が困難なもの：黄色

・色つきバイオハザードマークを用いない場合は"液状または泥状"，"固形状"，"鋭利なもの"と表示する．

一方，非感染性廃棄物には"非感染性廃棄物"であることを明記したラベルをつける．

＜保管＞

感染性廃棄物が運搬されるまでの保管はできるかぎり短期間とする．また，感染性廃棄物の保管場所には関係者以外の人が立ち入れないようにし，他の廃棄物と区別して保管しなければならない．そして，関係者の見やすい箇所に感染性廃棄物の存在を表示し，取り扱いの注意事項等を記載する．

＜収集運搬＞

感染性廃棄物の施設内での運搬は，内容物が飛散，流出しないように蓋のついた堅牢な容器に入れて蓋をし，カートなどで移動させる．

＜中間処理＞

感染性廃棄物は，原則として，医療関係機関等の施設内の焼却設備で焼却，溶融設備で溶融，滅菌装置で滅菌，肝炎ウイルスに有効な薬剤または加熱による方法で消毒することにより感染性を失わせなければならない．しかし，本処理を行えない場合には，特別管理産業廃棄物処分業者などに委託しなければならない．

＜最終処分＞

中間処理にて感染性が消滅した処理物は，その種類に応じて定められた埋立処分方法で最終処分する．ただし，処理物のうち液状のものは埋立処分できないので，排水処理施設などで適正に処理されなくてはならない．

感染性廃棄物処理の委託と産業廃棄物管理票（マニフェスト）の交付

医療関係機関等は，感染性廃棄物の処理をみずから行わず処理業者に委託する場合は，法に定める委託基準に基づき委託契約をしなければならない．その際，受託者が都道府県知事から感染性廃棄物の収集運搬または処分の業の許可を受けた者であることを確認し，感染性廃棄物を引き渡す際に産業廃棄物管理票（マニフェスト）を交付しなければならない．そして，処理業者から返送されるマニフェストの写しにより最終処分まで適正に処理されたことを確認しなければならない．

文献
1）環境省環境再生・資源循環局：廃棄物処理法に基づく感染性廃棄物処理マニュアル．2018年3月．

（森下芳孝）

7 感染予防——手洗いの方法

I 総論

感染経路の遮断

近年は，地球温暖化や自然環境の破壊，加速する国際交流化，輸入食品の増加，多剤耐性菌の出現，高齢化や生活習慣に伴う疾病構造の変化などにより，新たな病原体による新興感染症や，過去には制圧されていた病原体が再び流行する再興感染症が増加しつつある．このような感染が成立するためには，感染源（病原体），感染経路，感染性宿主の3要素が必要である．感染症の防止策として，米国では古くから感染経路を絶つことによる対策が講じられてきた．

1985年，米国疾病管理予防センター（Centers for Disease Control and Prevention；CDC）は，HIVによる医療従事者への感染を防止する目的で，すべての患者の血液・体液は感染の危険性があるものとして取り扱う普遍的予防策（universal precautions；UP）を発表した．さらに，1987年に生体物質隔離（body substance isolation；BSI）を提案し，患者から分泌排泄される喀痰・尿・便などの湿性生体物質も感染のおそれがあるものとしてそれに含めた．そして，1996年には，感染経路遮断の最も基本となる手洗いや手袋，ガウンなどによる予防をBSIに組み入れた標準予防策（standard precautions；SP）を打ち出し，現在，それが病院感染対策の国際的標準になっている．この標準予防策は，感染の有無にかかわらずすべての患者に対して，日常的に行うケアの基準として適用されるものである．さらに，各種の病原体に特徴的な感染経路を遮断することによる感染経路別（空気感染，飛沫感染，接触感染）予防策も打ち出し，日本においても，このような二重の防御方式が採用されている．

その後，2002年にCDCが発表した「医療現場における手指衛生のガイドライン」では，多くのエビデンスに基づく新しい考え方が示されており，特に手洗い方法が，従来からの"石鹸と流水による手洗い"から"擦式消毒用アルコール製剤による手洗い"に変更されている．石鹸と流水による手洗いは"目に見える汚染もしくは蛋白性物質で汚染されている場合"とし，院内の医療従事者は"擦式消毒用アルコール

製剤による手指衛生"を行うことが推奨されている．

手洗い

手指には病原体が容易に付着し，医療従事者の手指を介して院内感染が引き起こされる危険性がある．標準予防策の中心である手洗い遵守が院内感染を防止することにつながる．

患者ケア時には"普通（非抗菌性）石鹸と流水での手洗い"が，ハイリスク患者には"薬用（抗菌性）石鹸と流水での手洗い"が推奨されてきたが，新ガイドラインでは，"石鹸と流水による手洗い"は手が肉眼的に汚れている場合とし，そうでない場合は"擦式消毒用アルコール製剤による手洗い（手指衛生）"を行うように勧告している．変更は，以下の理由による．

<"擦式消毒用アルコール製剤による手洗い"は"石鹸と流水による手洗い"より殺菌効果が強い>

アルコールは，病原体の蛋白質を変性させることで抗菌活性を示す．多剤耐性菌であるMRSAやVRE，結核菌，真菌，Gram陽性菌およびGram陰性菌に対して殺菌効果を示すほか，HIV，単純ヘルペスウイルス，インフルエンザウイルス，RSウイルスなどのエンベロープをもつウイルスにも効力を発揮する．使用するアルコールは，0.2〜0.5 ml程度の少量では効果は少なく，2〜3 mlが必要である．

一方，普通石鹸には抗菌活性はほとんどないが，石鹸と流水の作用で手に軽く付着した一過性細菌を物理的にある程度まで除菌できる．しかし，皮膚表皮や内部（皮脂線，汗腺など）には弱毒性の常在細菌が生息しており，石鹸と流水による手洗いではこれらの除菌はむずかしく，アルコールのような消毒薬を用いて殺菌する必要がある．また，石鹸による手洗いは30〜60秒間の手洗いで有効であるとのエビデンスがあるが，実際はそれほどの時間をかけておらず，十分量の除菌はできていない．しかし，手が血液などの蛋白性物質で汚れていれば，あらかじめ石鹸と流水でそれらを洗い流したあとに，擦式消毒用アルコール製剤を用いた手洗いをすることが効果的である．

<"擦式消毒用アルコール製剤による手洗い"はすぐその場で行える>

石鹸と流水による手洗いは，ナースステーションなどの手洗い場までいって行わねばならないが，ベッドサイドなどに置かれた擦式消毒用アルコール製剤ではすぐその場で行え，移動に要する時間を短縮できる．

<"石鹸と流水による手洗い"は手荒れを生じやすい>

手洗い行為は頻繁に行われるが，抗菌性石鹸や非抗菌性石鹸による手洗いでは，皮膚障害や皮膚炎症状を生じることが報告されている．それが原因で皮膚細菌叢に変化が生じたり，付着菌数を逆に増加させたりすることにもなる．手荒れ防止には，皮膚保湿剤を含む擦式消毒用

擦式消毒用アルコール製剤の問題点：擦式消毒用アルコール製剤は，炭疽菌，ボツリヌス菌などの芽胞をもつ細菌や，ノロウイルス，アデノウイルスなどのエンベロープをもたないウイルスにはほとんど効果がない．また，速効的な殺菌作用はあるが，持続（残留）的な作用は弱い．しかし，クロルヘキシジンを配合したものでは持続活性効果が認められている．

アルコール製剤の使用が適する．

手洗いのタイミング

＜石鹸（抗菌性または非抗菌性）と流水による手洗いを行う場合＞
①血液や他の体液などの目に見える汚れや蛋白性物質による汚染があるとき

＜擦式消毒用アルコール製剤を用いた手洗いを行う場合＞
①患者に直接接触する前
②中心静脈カテーテル挿入時に滅菌手袋を着用する前
③尿道留置カテーテル，末梢血管カテーテル，外科的処置を必要としない他の侵襲的医療器具を挿入する前
④患者の健常皮膚に接触（脈をとったり，血圧を測ったり，患者を持ち上げたりなど）したあと
⑤体液，分泌物，粘膜，傷のある皮膚などに接触したあとや創処置のあと
⑥患者ケア中に，身体の汚染部位から清潔部位へ移るとき
⑦患者周辺の物品（医療器材を含む）に接触したあと
⑧手袋を外したあと

⑧の手袋を外したあとの手洗いは，手袋を外す際に手袋に付着した病原体が手指へ汚染する場合があることや，手袋装着中に手袋のピンホールから皮膚に病原体が進入することがあるためである．

正しい手洗い方法

感染予防の基本は手洗いであり，"1ケア・1手洗い"である．日常，自然に行っている行為であるが，医療従事者としての正しい手洗い方法を習熟することが重要である．すなわち，病原体が付着していそうな手の隅々まで確実に手洗いを行うことである．また，常時，手の爪を短く切っておくことや，時計や指輪を外して手洗いすることを忘れてはいけない．

"擦式消毒用アルコール製剤による手洗い方法"の一例を示す（**図Ⅰ-21**）．

図I-21 擦式消毒用アルコール製剤による手洗い方法

（上段の説明文は「擦式消毒用アルコール製剤による手洗い方法」を，下段の[…]内の説明文は「石鹸と流水による手洗い方法」を示す）

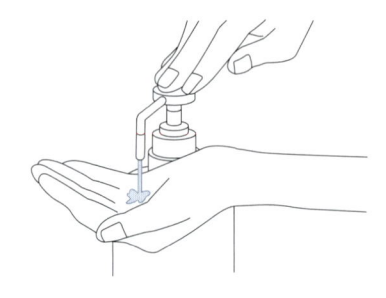

1. 消毒薬約3ml（製剤メーカーの指定量に従う）を手のひらにとる
   [1．流水で手首までをぬらし，手のひらに石鹸液を適量とる]

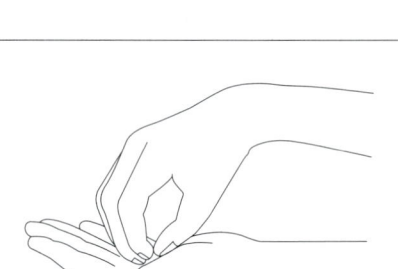

2. 手のひら上で，反対の手の指先・爪を十分に擦り合わせる（両手について行う）
   [4．同上]

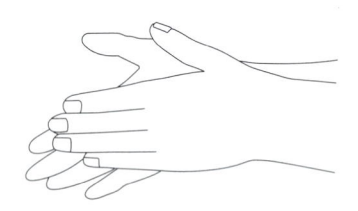

3. 両手を合わせ，手のひらを擦り合わせる
   [2．同上]

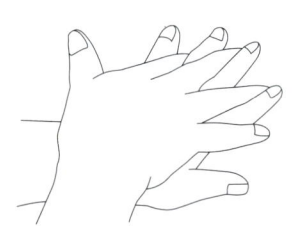

4. 手の甲（背）をよく擦り合わせる（両手について行う）
   [3．同上]

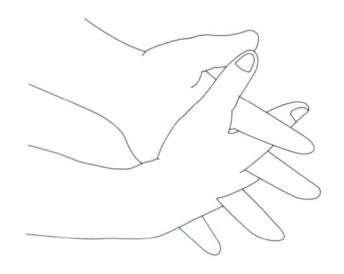

5. 指を組み合わせ，指間にも擦り込む
   [5．同上]

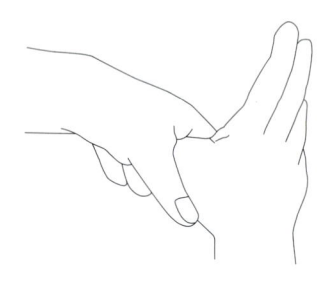

6. 親指を反対の手のひらで包むようにしてねじりながら擦り込む（両手について行う）
   [6．同上]

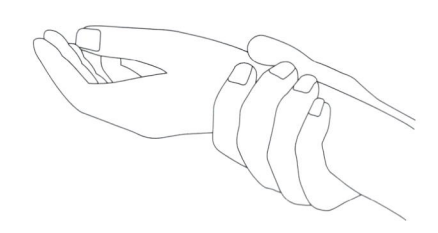

7. 手首もよく擦り込む（両手について行う）
   [7．同上]

＜注意＞
(1) 「擦式消毒用アルコール製剤による手洗い」では，アルコールが速乾性であるため，最初に爪および指先の消毒を行うが，「石鹸と流水による手洗い」ではその順序は後方である．重要なことは，手の隅々まで確実に手洗いを行うことである．
(2) 「擦式消毒用アルコール製剤による手洗い」直後に，「石鹸と流水による手洗い」は不要である（皮膚炎を生じるとの報告もある）．
(3) 「石鹸と流水による手洗い」後の手が水にぬれた状態ではウイルスや細菌が付着しやすいため，手は完全に乾燥させること．また，固形石鹸は，緑膿菌などの繁殖の場にならないように水はけのよい石鹸箱に乾燥した状態で保管する．

その他の予防策

標準予防策の基本は手洗いであるが，それ以外に，手袋，ガウン，マスクなど物理的バリアーを着用することで予防する．

①手袋

患者の湿性生体物質のほか，皮膚，粘膜，創にさわるときにディスポーザブル手袋を着用する．ビニール，ラテックス，ニトリルなどの手袋がある．

②マスク，ゴーグル，フェイスシールド

湿性生体物質が飛散し，目・鼻・口の粘膜に付着するのを防止するために着用する．

結核・水痘・麻疹のような空気感染する疾患の患者を診察したりその患者の病室へ入室するような場合にはN95マスクを使用し，インフルエンザや風疹などの飛沫感染する疾患の患者と接触するような（約1m以内）場合には，咳，くしゃみ，会話時に飛沫が生じるおそれがあり，サージカルマスクを着用する．

③ガウン，エプロン

湿性生体物質で衣服が汚染されるのを防止するために防水性のガウンやエプロンを着用する．

気管吸引や褥瘡の洗浄をするとき，また，患者の血液・体液で汚染された器材を洗浄するときには，湿性生体物質が飛散するため，手袋，マスク，ゴーグル，フェイスシールド，防水性のガウンやエプロンを着用する．

使用後は，そのつど，洗浄消毒または廃棄が望ましいが，保管する際は清潔なものと不潔なものを区別する．患者の血液や体液で汚染されたときはただちに交換または廃棄する．

④器具，リネン

汚染した器具・リネンは，粘膜，衣服，他の患者や環境を汚染しないように注意深く取り扱い，洗浄・消毒・滅菌などを専用の場所で行う．湿性生体物質で汚染された感染性リネンは専用の袋に入れ，通常のリネンとは区別して保管，消毒する．

おわりに： 医療従事者自身への感染やさらには他の患者をまきこんだ院内感染を防止するため，標準予防策の基本である"手洗い"はきわめて重要な感染対策の一つである．標準予防策を実施したうえで，感染経路別予防策が成立するのである．医療従事者はこの点を認識し，単なる手洗いと思わず，正しい手洗いを励行すべきである．

文献
1) 大久保 憲：2005年改訂版・消毒薬ハンドブック．大日本住友製薬，2005，8～44．
2) 向野賢治：標準予防策（スタンダードプレコーション）について．臨床と微生物，30(5)：441～444，2003．
3) 矢野邦夫：CDCの手指消毒ガイドライン．臨床と微生物，30(5)：445～449，2003．

（森下芳孝）

8 採血の仕方

目的

採血時の手順や検体の取り扱いにより検査値に影響を与えることが知られている．臨床検査技師としてデータ管理の面からも正しい手順により静脈採血ができるようにする．

器具（図I-22）

・腕枕
・駆血帯
・70%アルコール
・脱脂綿
・シャーレ
・ディスポーザブル注射器
・採血管
・ガーゼつき絆創膏
・手袋

図I-22 使用器具

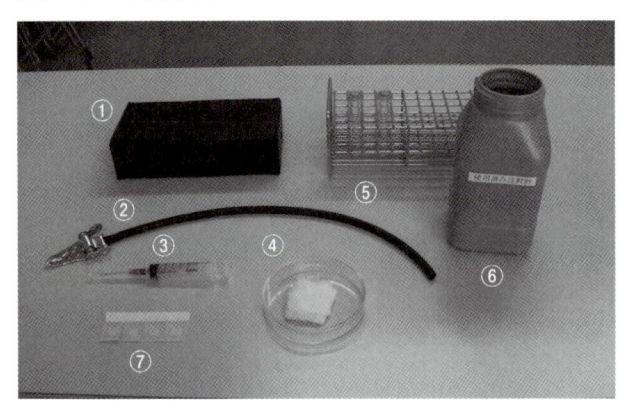

① 腕枕
② 駆血帯
③ ディスポーザブル注射器
④ 消毒用アルコール綿
⑤ 採血管
⑥ 針捨て容器
⑦ ガーゼつき絆創膏

I 総論

準備

①腕枕，駆血帯を用意する．
②シャーレに70％アルコールをしみ込ませた脱脂綿を入れる．
③ラベルに名前を書き，採血管に貼る．
④ディスポーザブル注射器はシリンジに針がついていることを確認し袋から取り出す．シリンジを2〜3回動かし，中の空気を抜く．
⑤患者の名前を確認し，椅子に座ってもらう．
⑥手袋をはめる．

> 感染防止のため必ず手袋をはめて採血を行う．

図I-23 正中皮静脈より採血を行う

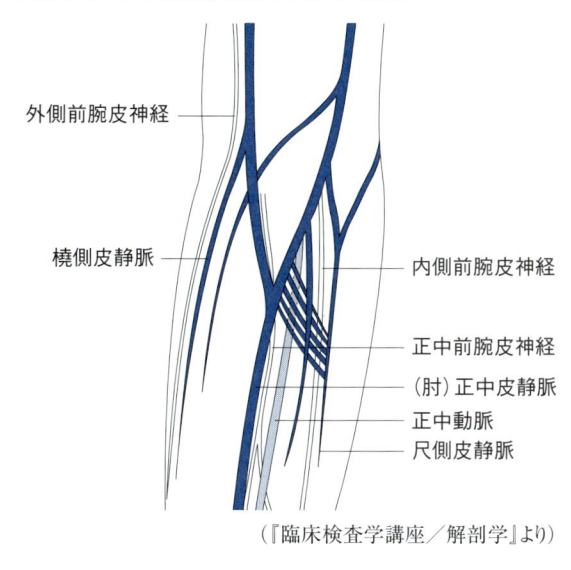

- 外側前腕皮神経
- 橈側皮静脈
- 内側前腕皮神経
- 正中前腕皮神経
- （肘）正中皮静脈
- 正中動脈
- 尺側皮静脈

（『臨床検査学講座／解剖学』より）

採血方法

①上腕の中ほどまで露出してもらい，肘部をまっすぐに伸ばし，腕枕に乗せてもらう（**図I-24〜-26**）．
　・腕枕にしっかり固定されるように患者の椅子の高さや腕枕の高さを調節する．
　・採血部位は心臓より下に位置するようにする．
②穿刺部位より10cmほど上部を駆血帯で縛る（**図I-27，-28**）．
　・駆血帯の端が採血時に邪魔にならないように縛る．
　・外すときに外しやすい位置となるよう縛る．
　・駆血帯は1分以上巻いたままにしないように注意する．
③患者に親指を中にして手を握ってもらい，怒張した静脈を人差し指の腹で確認し，穿刺部位を決定する．そして目標とする血管と正面になるようにする．
　・弾力のある血管を選ぶ．
　・血管がわかりにくいときは駆血帯をいったん外し，温タオルで肘部を暖めてから行う．

図I-24 腕枕にしっかり固定されている

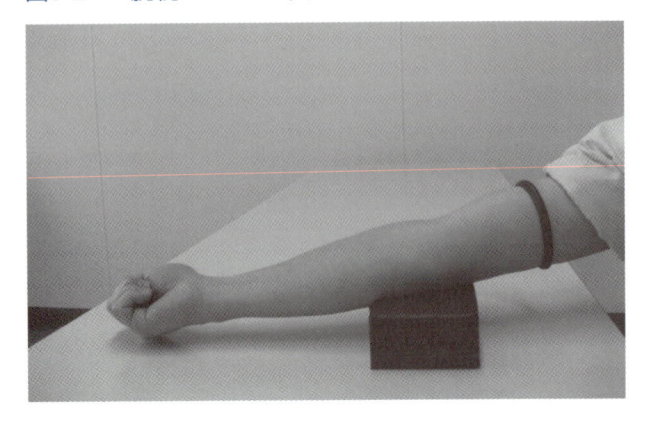

図I-25 肩の位置が高すぎて固定不十分

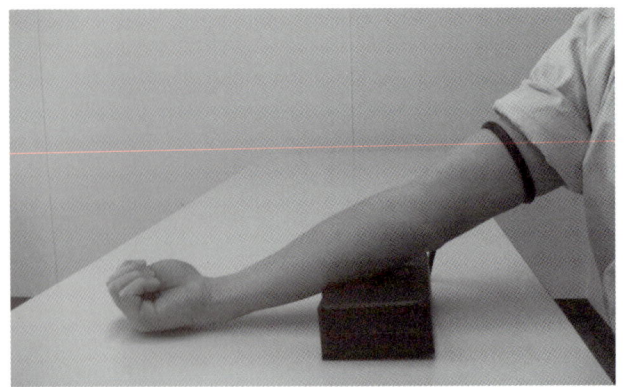

図I-26 肘が曲がっている

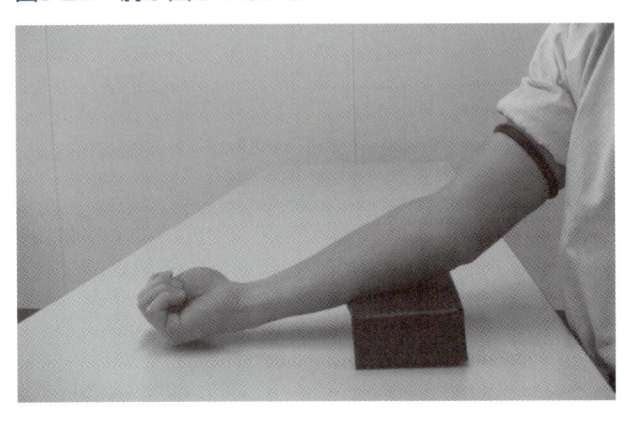

図I-27 駆血帯の正しい位置

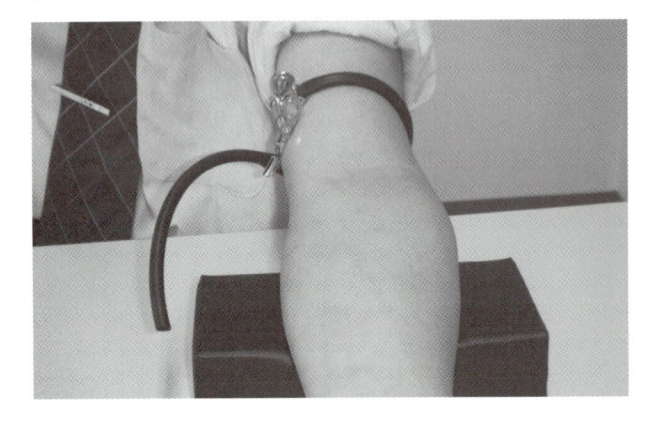

図I-28 駆血帯の端が採血部位にかかっている

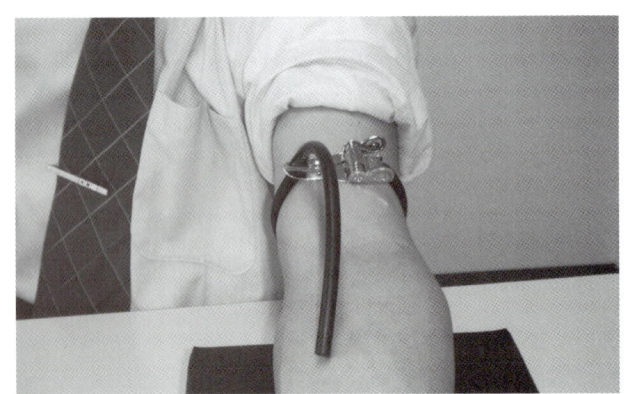

消毒にアルコールを使えない人にはヒビテン，イソジンで消毒を行う．

④70％アルコールをしみ込ませた脱脂綿で穿刺部位を中心にこするようにして消毒する．

⑤右手（利き手）でシリンジの目盛りが上になるよう注射器を持ち，針先の切り口が見える向きであること，シリンジ内に空気が入っていないことを確認し，キャップを外す（図I-29）．

⑥左手で穿刺部位より5 cmほど下部の皮膚を拇指でやや下方に引き，静脈が動きにくいようにする（図I-30）．

図I-29　シリンジの持ち方（正面）

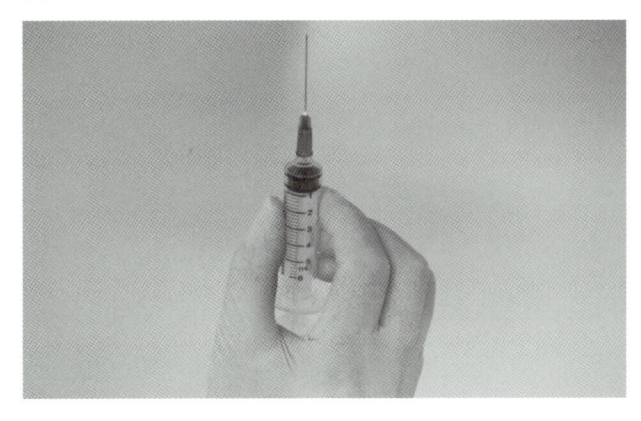

図I-30　左手拇指で皮膚をやや下方に引く

図I-31　正しい針の角度

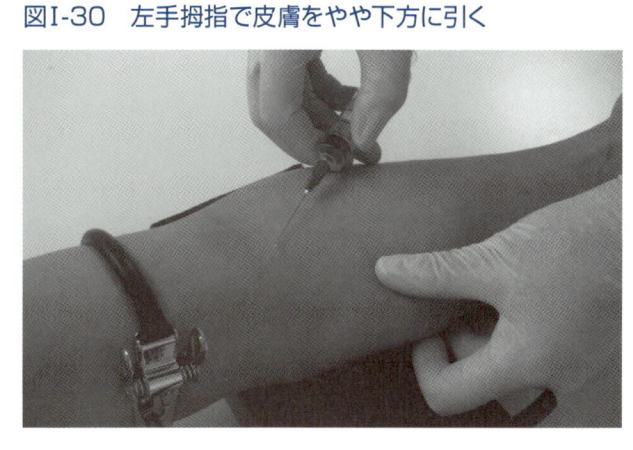

図I-32　角度が大きすぎる

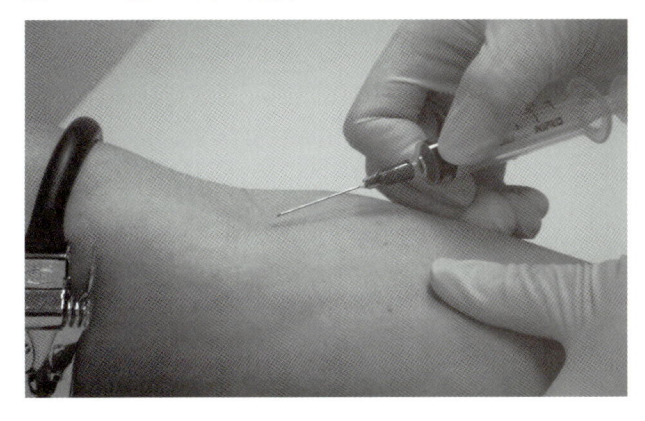

図I-33　シリンジの先に血液が入った

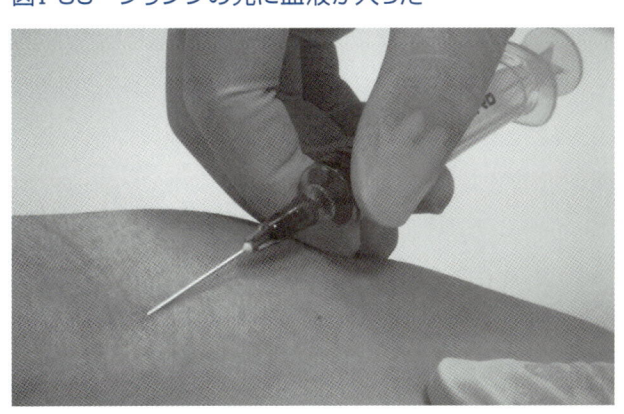

図I-34　シリンジをしっかり固定する

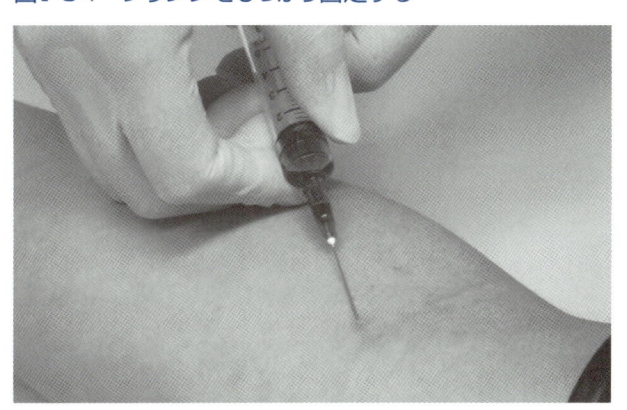

⑦患者に「針を刺します」と声をかける．静脈の穿刺部位よりやや下方，血管の中心より少しずらした位置に，15°〜30°くらいの角度で血管の走行と同様の方向となるよう穿刺する（図I-31〜-33）．
- 針が静脈内に入ると少し抵抗が弱くなる．また静脈圧によりシリンジの先に血液が入ってくる．

⑧注射針が血管に入ったら針の角度を寝かせ，3〜4 mm 進めたところで左手に持ち替え，しっかり固定する．右手でシリンジをゆっくり引き，必要量を採血する（図I-34）．
- シリンジをしっかり固定していないと，引いたときに針が抜けるこ

図I-35 アルコール綿を穿刺部位に当て，静かに注射器を抜く　　I-36 採血した血液を管壁に沿わせてゆっくり入れる

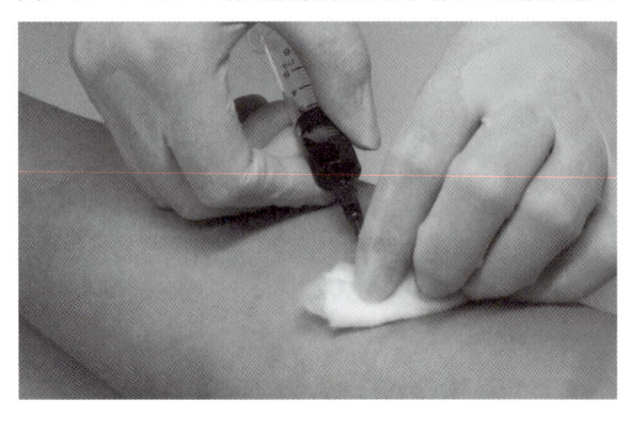

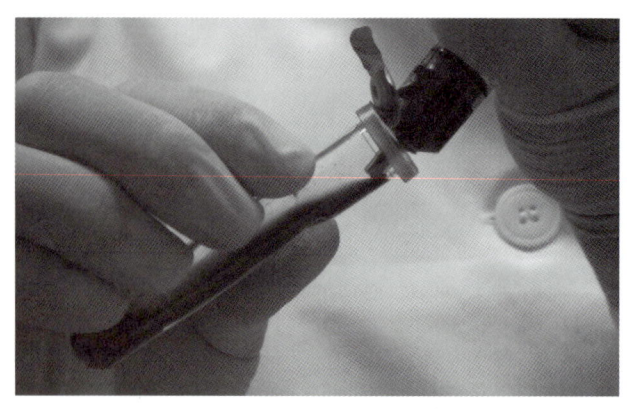

2〜3分間，止血するとよい．

注射器，注射針，血液のついたアルコール綿は，医療用廃棄物の容器に捨てる．

とがあるので気をつける．
⑨駆血帯を外し，患者に「針を抜きます」と声をかける．アルコール綿を穿刺部位に当て，静かに注射針を抜き，そのまま圧迫する（**図I-35**）．患者にアルコール綿の上から穿刺部位を圧迫してもらう．
⑩注射針を刺さないように注意して注射針をシリンジから外す．採血管の名前を確認してから蓋を外し，血液を管壁に沿わせて規定量をゆっくり入れる（泡の部分は入れない）（**図I-36**）．キャップをして静かに転倒混和する．
⑪患者の血が止まったことを確認し，穿刺部位に絆創膏を貼る．

■ 真空採血管による採血手順

準備——採血針をホルダーに入れ，固定する．
①穿刺部位より10cmほど上部を駆血帯で縛る．
②穿刺部位を決定し，消毒する．
③採血針のキャップを外し，切り口を上向きにして穿刺する．
④採血針が血管に入ったら，3〜4mm進めてしっかり固定する．
⑤真空採血管をまっすぐにホルダーに差し込み，採血管側の採血針の先端部が採血管の中に完全に入るまで押し込むと血液が流入する．
⑥採血の血流が止まったら真空採血管をホルダーから抜く．
⑦駆血帯を外す．
　・採血管を抜く前に駆血帯を外すと，血液が逆流するおそれがあるので，必ず採血管を抜いてから駆血帯を外す．
⑧アルコール綿を穿刺部位に当て，静かに注射針を抜き，そのまま圧迫する．
⑨採血針はキャップをせずに使用ずみ採血針を入れる容器に破棄する．

表I-4 主な採血管の種類

キャップの色	抗凝固剤	検査項目
茶	なし	酵素,電解質,脂質,血液型,輸血適合ほか
灰色	フッ化ナトリウム,EDTA-2ナトリウム	血糖
紫	EDTA-2カリウム,-3カリウム	血球計数,血液像,グリコヘモグロビンほか
黒	3.13%クエン酸ナトリウム	凝固因子活性(PT,APTT)ほか *3.13%クエン酸ナトリウム溶液1に対し血液9の割合 赤血球沈降速度 *3.13%クエン酸ナトリウム溶液1に対し血液4の割合
紫	EDTA-2ナトリウム	レニン,アンジオテンシン,カテコラミンほか
緑	ヘパリンナトリウム	アミノ酸分析,染色体,アンモニアほか

文献
1) 三村邦裕ほか:臨床検査学講座／臨床検査総論(第2版). 医歯薬出版, 2006, 23.
2) 佐藤健次:臨床検査学講座/解剖学(第2版). 医歯薬出版, 2006, 82.
3) 日本臨床衛生検査技師会:静脈採血推奨法(Ver.1.0). 2004.

(田中恵理子)

9 数値の取り扱い

I 総論

臨床検査の成績の多くは数値として表され，また測定の成績の精度は測定の方法や分析機器などによって左右される．ここでは検査の成績に関与する事項について着目し，検査の成績＝数値をどのように取り扱うべきかについて考える．

単位

臨床検査の値は物理量と単位をもって表現される．そのため数値を取り扱ううえではじめに知っておくべきものが単位である．

＜SI単位＞

現代の科学技術においては，ナノテクノロジーと称される非常に高い精度で測定する技術が生み出されている．しかし物理量を高い精度で測定することが可能になればなるほど，基準となる単位にもより高い精度が要求されることになる．基準となる単位がより高い精度で厳密に定義されていないのであれば，その不確かさがそのまま測定の不確かさの原因となってしまう．

この課題を満足させるものとして国際単位系（SI）（フランス語の Système international d'unités に由来）単位がある．2018年に国際単位系（SI）では，7つの定義定数は次のように定義された．

①セシウム 133 原子の摂動を受けない基底状態の超微細構造遷移周波数（ΔV_{cs}）は，9 192 631 770Hz
②真空中の光の速さ（c）は，299 792 458m/s
③プランク定数（h）は，$6.626\ 070\ 15 \times 10^{-34}$ J s
④電気素量（e）は，$1.602\ 176\ 634 \times 10^{-19}$ C
⑤ボルツマン定数（k）は，$1.380\ 649 \times 10^{-23}$ J/K
⑥アボガドロ定数（N_A）は，$6.022\ 140\ 76 \times 10^{23}$mol^{-1}
⑦周波数 540×10^{12}Hz の単色放射の視感効果度（K_{cd}）は，683lm/W
　上記7つの定義定数によって定められたSI基本単位の量，名称，記号とその定義を**表I-5**に示す．

このSI単位の数値より高い正確さで単位を実現する新たな方法が今後登場するかもしれない．今後の定義の改定は極めて微小な，極限状態での科学技術には影響を与えるかもしれないが，臨床検査の分野，ま

してや日常の生活には何ら変化を及ぼさないものではある．

しかしながら，検査結果を報告するという義務をもつ臨床検査の分野では，このSI単位を導入していく必要性があるが，単位の変更に伴う諸問題，臨床側や他の医療職種の理解も必要であり，導入が立ち遅れている現状がある．

<固有の名称と記号を持つ22個のSI単位>

SI単位には前述の7つの基本単位のほか，固有の名称と記号をもつ22個の単位があり，その単位を以下に示す（**表I-6**）．

表I-5 SI基本単位の量，名称，記号とその定義

量	基本単位 名称	基本単位 記号	定義
時間	秒	s	セシウム周波数ΔV_{cs}，すなわち，セシウム133原子の摂動を受けない基底状態の超微細構造遷移周波数を単位Hz（s^{-1}に等しい）で表したときに，その数値を9 192 631 770と定めることによって定義される．
長さ	メートル	m	真空中の光の速さcを単位ms^{-1}で表したときに，その数値を299 792 458と定めることによって定義される．ここで，秒はセシウム周波数ΔV_{cs}によって定義される．
質量	キログラム	kg	プランク定数hを単位J s（$kg\ m^2\ s^{-1}$に等しい）で表したときに，その数値を$6.626\ 070\ 15 \times 10^{-34}$と定めることによって定義される．ここで，メートルおよび秒はcおよびΔV_{cs}に関連して定義される．
電流	アンペア	A	電気素量eを単位C（Asに等しい）で表したときに，その数値を$1.602\ 176\ 634 \times 10^{-19}$と定めることによって定義される．ここで，秒は$\Delta V_{cs}$によって定義される．
熱力学温度	ケルビン	K	ボルツマン定数kを単位$J\ K^{-1}$（$kg\ m^2\ s^{-2}\ K^{-1}$に等しい）で表したときに，その数値を$1.380\ 649 \times 10^{-23}$と定めることによって定義される．ここで，キログラム，メートルおよび秒はh，cおよびΔV_{cs}に関連して定義される．
物質量	モル	mol	1モルには，厳密に$6.022\ 140\ 76 \times 10^{23}$の要素粒子が含まれる．この数は，アボガドロ定数$N_A$を単位$mol^{-1}$で表したときの数値であり，アボガドロ数とよばれる．系の物質量（記号はn）は，特定された要素粒子の数の尺度である．要素粒子は，原子，分子，イオン，電子，その他の粒子，あるいは，粒子の集合体のいずれであってもよい．
光度	カンデラ	cd	周波数540×10^{12} Hzの単色放射の視感効果度K_{cd}を単位$lm\ W^{-1}$（$cd\ sr\ W^{-1}$あるいは$cd\ sr\ kg^{-1}\ m^{-2}\ s^3$に等しい）で表したときに，その数値を683と定めることによって定義される．ここで，キログラム，メートルおよび秒はh，cおよびΔV_{cs}に関連して定義される．

表I-6 固有の名称と記号を持つ22個のSI単位

組立量	単位の固有の名称	基本単位のみによる表現 (a)	他のSI単位も用いた表現
平面角	ラジアン	rad=m/m	
立体角	ステラジアン	$sr=m^2/m^2$	
周波数	ヘルツ	$Hz=s^{-1}$	
力	ニュートン	$N=kg\ m\ s^{-2}$	
圧力，応力	パスカル	$Pa=kg\ m^{-1}\ s^{-2}$	
エネルギー，仕事，熱量	ジュール	$J=kg\ m^2\ s^{-2}$	N m
仕事率，放射束	ワット	$W=kg\ m^2\ s^{-3}$	J/s
電荷	クーロン	C=A s	
電位差	ボルト	$V=kg\ m^2\ s^{-3}\ A^{-1}$	W/A
静電容量	ファラド	$F=kg^{-1}\ m^{-2}\ s^4\ A^2$	C/V
電気抵抗	オーム	$\Omega=kg\ m^2\ s^{-3}\ A^{-2}$	V/A
コンダクタンス	ジーメンス	$S=kg^{-1}\ m^{-2}\ s^3\ A^2$	A/V
磁束	ウェーバ	$Wb=kg\ m^2\ s^{-2}\ A^{-1}$	V s
磁束密度	テスラ	$T=kg\ s^{-2}\ A^{-1}$	Wb/m^2
インダクタンス	ヘンリー	$H=kg\ m^2\ s^{-2}\ A^{-2}$	Wb/A
セルシウス温度	セルシウス度	℃ =K	
光束	ルーメン	lm=cd sr	cd sr
照度	ルクス	$lx=cd\ sr\ m^{-2}$	lm/m^2
放射性核種の放射能	ベクレル	$Bq=s^{-1}$	
吸収線量，カーマ	グレイ	$Gy=m^2\ s^{-2}$	J/kg
線量当量	シーベルト	$Sv=m^2\ s^{-2}$	J/kg
酵素活性	カタール	$kat=mol\ s^{-1}$	

＜SI接頭語＞

前述の基本単位および組立単位はすべて SI 単位であるが，その単位で表された数値の大きさを実用的な量として理解するために，SI では，10 の整数乗倍の大きさを SI 接頭語として**表Ⅰ-7**のように示す．

表Ⅰ-7　SI接頭語

乗数	接頭語	記号	乗数	接頭語	記号
10^{24}	ヨタ	Y	10^{-1}	デシ	d
10^{21}	ゼタ	Z	10^{-2}	センチ	c
10^{18}	エクサ	E	10^{-3}	ミリ	m
10^{15}	ペタ	P	10^{-6}	マイクロ	μ
10^{12}	テラ	T	10^{-9}	ナノ	n
10^{9}	ギガ	G	10^{-12}	ピコ	p
10^{6}	メガ	M	10^{-15}	フェムト	f
10^{3}	キロ	k	10^{-18}	アト	a
10^{2}	ヘクト	h	10^{-21}	ゼプト	z
10^{1}	デカ	da	10^{-24}	ヨクト	y

この10^{-24}から10^{24}までの大きさのSI接頭語を使用することで，実用上，手ごろな大きさの数値として表現された値を得ることができる

＜非SI単位＞

SI では 1 つの量に対し 1 つの単位を採用することを原則としているが，日常生活でも多く利用され今後も SI と併用される単位があり，**表Ⅰ-8**に示す．

表Ⅰ-8　非SI単位

量	単位の名称	記号	基本単位による表現
時間	分	min	1min＝60s
	時	h	1h＝60min＝3,600s
	日	d	1d＝24h＝86,400s
平面角	度	°	1°＝(π/180)rad
	分	′	1′＝(1/60)°＝(π/10,800)rad
	秒	″	1″＝(1/60)′＝(π/648,000)rad
面積	ヘクタール	ha	1ha＝1hm^2＝10^4m^2
容積	リットル	l，L	1l＝10^{-3}m^3
濃度	モル／リットル	M	10^3mol·dm^{-3}
質量	トン	t	1t＝10^3kg
長さ	オングストローム	Å	10^{-10}m
力	ダイン	dyn	10^{-5}N
圧力	気圧	atm	101,325Nm^{-2}
	トール	Torr	133.322Nm^{-2}
	バール	bar	10^5Nm^{-2}
エネルギー	カロリー	cal	4.18J
	エルグ	erg	10^{-7}J
	電子ボルト	eV	1.6022×10^{-19}

これらの単位のなかで，臨床検査の分野では濃度単位の表記にL（l）が最も多く利用される．またSI組立単位のなかでの酵素単位はkat(mol·s^{-1})であるが，現在臨床検査の分野ではU(unit)単位が用いられ，U（μmol·min^{-1}）単位として求められている．また生理学的な分野では呼吸機能検査で気体を扱うことがあり，その際の圧力にPaでなくatm，Torrを使用することも多く，そのためこれらの換算係数を導けることも必要となる

【設問】 次の（　）内に入る接頭語，あるいは数値を求めなさい．

(1) 0.5ml＝（　　　）μl
(2) 0.01mg＝10（　　）g
(3) 100mg/dl＝（　　）g/dl
(4) 1mg/ml＝1μg/（　　）l
(5) 1U＝（　　）kat
(6) 1mm³＝1（　　）l
(7) 10t＝10（　　）g
(8) 1d＝（　　）min
(9) 36km/h＝（　　）m/s
(10) 1Torr＝（　　）Pa

検査の精度

検査の手順は，検査前，検査，検査後に大別され，(1) 検査前手順ではオーダリング，試料の取り扱い，処理，(2) 検査手順では検査マニュアル，結果の信頼性確認，(3) 検査後手順としては，結果コメント，検査相談，診療支援および対応，チーム医療への参画などがある．またこれに加え，バリデーション（validation：妥当性確認），トレーサビリティ（traceability），不確かさ（uncertainty）が重要である．トレーサビリティは具体的には日常検査法を上位の構成物質で校正し，順次高位の標準に合わせていく．この際，日常の検査結果での不確かさは最終的なトレーサビリティの高位の標準に起因することとなる．

検体中の特定物質の分析は，一定容量のなかに含まれる物質の質量で表されることが多い．そのため測定の結果の有効数値を決定するにあたり問題となるのが，質量の測定のための天秤，また容量を測定するための測容器で，その取り扱いを十分熟知する必要がある．分析試料の標準物質の秤量では直示天秤や電子天秤が使用されるが，これらでは0.1mgの差まで秤量できる．また液体の体積を測定する測容器としては，各種ピペット（ノック式ピペット含む），メスシリンダー，メスフラスコなどがあり，それぞれの器具により精度が異なる．分析の求めるべき精度によりこれらの器具も使い分ける必要があり，それぞれの器具の精度により求めるべき値の有効数値が決定される．また，これらの測容器以外には，測定機器による精度の違い，測定の原理による精度の違いも有効数値を考えるうえでのポイントとなる．臨床検査で多く利用される分光光度法による測定対象物質の濃度は10^{-8}mol/l程度であり，それ以下の濃度では蛍光分析や化学発光分析が利用され，この低濃度の物質の分析では検出限界は小さく（よく）なるが精度は逆に悪くなる．

検査の精確さは通常，精密さと正確さに分けて考えられる．精密さを

評価するためには同時再現性や日間再現性が求められ，正確さは繰り返し実験の平均値と標準偏差を算出し，標準物質の参照値との比較により求められる．再現性の評価は標準偏差，変動係数で示され，次の式によって求められる．

$$標準偏差 (SD) = \sqrt{\frac{\sum (x_i - \bar{x})^2}{n-1}}$$

$$変動係数 (CV) \% = \frac{SD}{\bar{x}} \times 100\%$$

臨床検査で測定値の再現性に影響を与える因子は，サンプリング精度，ミキシングなどの操作，機器の安定性などの測定機器による問題，またそれ以外に測定対象物質の反応による問題が含まれ，かなり精度のよい機器や試薬を利用しての測定であっても CV が 0.1 %を切ることはないであろう．そのため検査の結果の表記は，この検査精度を考えるに，数値として表すべき値は 3 桁にとどめるのが一般的であろう．

検査結果の表示値（桁数）とその処理

＜精度の変動要因＞

検査の測定結果の精度は，前述のように標準となる試料の調製，測定の方法，分析機器などにより異なってくる．また，検査の項目や目的によって要求される精度も異なっているのは当然である．しかしながら，検査結果の報告の桁数が多いからといって正確であるとはいえない．検査の結果はむやみに多くの桁数をもつ数値として表すことにより，臨床的に変化のないものであっても，検査の精度の関係での変動を臨床的な変動として見誤る可能性も否定できない．したがって，検査の結果の桁数は，臨床的にも有効な数値であり，必要十分なものであるべきである．

＜精度と有効数値＞

検査の結果は，可能なかぎり精度よく測定されたとしても，さまざまな因子の関与する実験誤差があり有効数値にも影響する．仮に血糖値が 121.4mg/dl と報告されたとする．通常の臨床化学分析での血糖の測定は小数点以下での精度の正確性はもたず，この場合 121mg/dl と報告すべきである．また血糖値 93.8mg/dl と報告された値があったとき，この結果を数字の桁数のみで判断するとこのまま報告されることとなるが，この場合，小数点以下の値には十分な分析精度が得られていないため同じく 94mg/dl とすべきである．また検査でしばしば測定可能な上限を超えた値に遭遇するが，この場合，検体を希釈し測定し希釈係数を掛けて報告することとなる．仮にASTの測定値が測定上限を超え，3 倍に希釈し測定した検体の測定値が 527 U/l と測定されたとき，

その値を 3 倍して 1,581 U/l とするより 1,580 U/l と報告することが妥当であろう．

通常の臨床検査による再現性での変動係数は 5〜0.1% であると考えられる．そのため同一物質の測定値で最少でも測定物質濃度の 1/1,000 以上の変動が考えられる．そのため通常の測定における結果の数値には 3 桁以上の数値として報告することは，最少桁に不確かな値を含むこととなり意味のない数値であるともいえる．このことから，臨床検査における報告数値は最大でも 3 桁，また精度的に大きな不確かさを含む分析の場合 2 桁の数値として報告すべきである．有効数値は臨床的に要求される数値（変化が臨床的に重要である値）の桁を最少桁とし，またこの値までの分析精度をもつ測定法であるべきであり，現在考えられる測定の精度では 3 桁での表示が上限であると考えられ，それ以上の桁数での報告は意味のないものである．

<"丸め"による表示>

通常報告される値が 3 桁である場合，測定のデータはその 1 桁下の数値までが不確かさを含む数値として出力される．この最少桁の処理については丸めの処理を行い有効数値 3 桁の数値として結果は報告される．このときの丸めの処理についてであるが，通常の実験データを取り扱う場合，五捨五入とも呼ばれる丸めが行われる．丸めるべき数値が 5 である場合の上の桁が偶数となるように丸める．この丸めは測定データがランダムである場合にはこの操作によってデータに偏りを生じないのが特徴である．またこの方法では，最少有効数値の値が偶数である場合には下桁の 5 を切り捨て，奇数である場合は下桁の 5 を切り上げるので偶捨奇入とも呼ばれ，JISにも定められている処理方法である．

　　（例：実測値 178.5 mg/dl → 報告値 178 mg/dl，実測値 177.5
　　　mg/dl → 報告値 178mg/dl ）

臨床検査の結果の数値は，測定の精度，臨床的に要求によって報告すべき桁数が決定されるが，報告すべき数値の有効数値についてその意味するところの理解が重要であり，むやみに多い桁数での数の羅列を避けなければならない．

（川口克彦）

10 実習に必要な理論と公式

I 総論

pH計算に関連する公式

◆水のイオン積

$[\text{H}^+][\text{OH}^-] = K_\text{W} = 10^{-14}$ ……25℃において

$\text{pH} + \text{pOH} = 14$ （ただし，$\text{pOH} = -\log[\text{OH}^-]$）

◆弱電解質溶液のpHと解離度

①弱酸溶液

$$\text{pH} = \frac{1}{2}(\text{p}K_\text{a} - \log C_\text{a}) \qquad \alpha = \sqrt{\frac{K_\text{a}}{C_\text{a}}}$$

②弱塩基溶液

$$\text{pH} = 14 - \frac{1}{2}(\text{p}K_\text{b} - \log C_\text{b}) \qquad \alpha = \sqrt{\frac{K_\text{b}}{C_\text{b}}}$$

K_a, K_b：解離定数
C_a, C_b：酸および塩基の濃度（mol/l）
$\text{p}K_\text{a}$：$-\log K_\text{a}$
$\text{p}K_\text{b}$：$-\log K_\text{b}$
α：解離度（電離度ともいう）

◆塩溶液のpH

①弱酸の強塩基による中和塩

$$\text{pH} = \frac{1}{2}(14 + \text{p}K_\text{a} + \log C_\text{s})$$

②弱塩基の強酸による中和塩

$$\text{pH} = \frac{1}{2}(14 - \text{p}K_\text{b} - \log C_\text{s})$$

③弱酸の弱塩基による中和塩

$$\text{pH} = \frac{1}{2}(14 + \text{p}K_\text{a} - \text{p}K_\text{b})$$

C_s：塩濃度（mol/l）

◆緩衝溶液のpH

①弱酸とその塩との混合溶液

$$\text{pH} = \text{p}K_\text{a} + \log \frac{C_\text{s}}{C_\text{a}}$$

②弱塩基とその塩との混合溶液

$$\text{pH} = 14 - \text{p}K_\text{b} - \log \frac{C_\text{s}}{C_\text{b}}$$

C_a：弱酸濃度（mol/l）
C_b：弱塩基濃度（mol/l）
C_s：塩濃度（mol/l）

◆酸・アルカリ濃度計算の公式

a 規定の酸溶液 $V_A$ml と b 規定のアルカリ溶液 $V_B$ml が中和反応して完全に反応したとき,次の関係が成り立つ.

$$a \times \frac{V_A}{1000} = b \times \frac{V_B}{1000} \quad \cdots\cdots 溶液中に存在する酸,アルカリのグラム当量$$

$$aV_A = bV_B$$

酸溶液濃度が未知であれば,これは次のように求められる.

$$a = \frac{bV_B}{V_A}$$

pHメータ関連の公式

◆電極電位(ネルンストの式)

$$E = E^0 + \frac{2.303RT}{nF} \log [M^{n+}]$$

E :電極電位(V)
E^0 :標準電極電位(V)
R :気体定数(8.314 J·K^{-1}·mol^{-1})
T :温度(K)
n :酸化還元反応における移動電子数
F :ファラデー定数(96,500 C·mol^{-1})
$[M^{n+}]$:イオン濃度(mol/l)

恒温槽関連の公式

◆反応速度と温度との関係式(アレニウスの式)

$$k = Ae^{-Ea/RT}$$

k :反応速度定数
A :頻度因子
E_a:活性化エネルギー((J/mol)
R :気体定数(8.314 J·K^{-1}·mol^{-1})
T :反応温度(K)

◆酵素反応速度と基質濃度との関係式

・Michaelis-Menten(ミカエリス・メンテン)の式

$$v = \frac{V_{max} \cdot [S]}{K_m + [S]}$$

・Lineweaver-Burk(ラインウィーバー・バーク)の式

$$\frac{1}{v} = \frac{K_m}{V_{max}} \cdot \frac{1}{[S]} + \frac{1}{V_{max}}$$

v :反応速度
K_m:ミカエリス定数
V_{max}:最大速度
$[S]$:基質濃度

遠心分離器関連の公式

$$F = mr\omega^2 = mr\pi^2 n^2/900$$

$$Z = \frac{\pi^2 r n^2}{900g}$$

$$= 1.118 \times 10^{-3} r n^2$$

F ：遠心力（N）
Z ：比較遠心力
g ：重力加速度（9.8m/sec²）
m ：物質の質量（kg）
r ：回転半径（m）
ω ：角速度（rad/sec）
π ：円周率（3.14…）
n ：回転数（回/min）

分光光度計関連の公式

◆Lambert-Beer（ランベルト・ベール）の法則

$$A = \log \frac{I_0}{I} = 2 - \log T = \varepsilon \cdot c \cdot l$$

A ：吸光度
I_0 ：入射光強度
I ：透過光強度
T ：透過率（$T = I / I_0 \times 100\%$）
ε ：分子吸光係数（モル吸光係数）
　　（l·mol⁻¹·cm⁻¹）
c ：溶液濃度（mol/l）
l ：光路長（cm）

統計および数学関連の公式

◆平均値，分散および標準偏差の計算

n 例の測定値（$x_1, x_2 \cdots x_n$）の平均値（$\bar{x}$），分散（σ^2）および標準偏差（SD）は次のように求められる．

$$\bar{x} = \frac{\sum_{i=1}^{n} x_i}{n}$$

$$\sigma^2 = \frac{\sum_{i=1}^{n}(x_i - \bar{x})^2}{n} \qquad U^2 = \frac{\sum_{i=1}^{n}(x_i - \bar{x})^2}{n-1}$$

$$SD = \sqrt{\frac{\sum_{i=1}^{n}(x_i - \bar{x})^2}{n}} \quad \text{または} \quad SD = \sqrt{\frac{\sum_{i=1}^{n}(x_i - \bar{x})^2}{n-1}}$$

分散を求める式の分子は偏差平方和と呼ばれ，これを（$n-1$）で除したものは不偏分散（U^2）と呼ばれる．標準偏差は分散または不偏分散の平方根をとったものをいう．

◆変動係数の計算

変動係数（CV）は測定値の標準偏差（SD）が平均値の何％に相当するかを意味し，測定値のばらつきの指標になる．

$$CV = \frac{SD}{\bar{x}} \times 100\%$$

◆相関係数および回帰式の計算

A法（x）とB法（y）で n 例の試料中の成分を測定し，次のような測定値が得られたときの相関係数（r）および回帰式（$y=ax+b$）の傾き（a）と切片（b）は次のように計算される．

試料No.	1	2	3 ………… n
A法	x_1	x_2	x_3 ………… x_n
B法	y_1	y_2	y_3 ………… y_n

$$r = \frac{\sum_{i=1}^{n}(x_i-\bar{x})(y_i-\bar{y})}{\sqrt{\sum_{i=1}^{n}(x_i-\bar{x})^2 \sum_{i=1}^{n}(y_i-\bar{y})^2}}$$

$$a = \frac{\sum_{i=1}^{n}(x_i-\bar{x})(y_i-\bar{y})}{\sum_{i=1}^{n}(x_i-\bar{x})^2}$$

$$b = \bar{y} + a\bar{x}$$

r^2 は寄与率とよばれ，y の変動のうち x の変動で説明できる割合を示す．
たとえば，$r^2=0.81$ は y の変動の81%が x の変動で説明されることを示す．

◆指数およびベキ乗の計算

$a^n a^m = a^{n+m}$ 　　　　$a^n / a^m = a^{n-m}$

$(a^n)^m = a^{nm}$ 　　　　$(a^n)^{-m} = a^{-nm}$

例　$5^3 \times 5^2 = 5^5$ 　　　　$5^4 / 5^2 = 5^2$

　　$(5^2)^3 = 5^6$ 　　　　$(5^3)^{-2} = 5^{-6}$

◆対数の計算

$z = \log xy = \log x + \log y$

$z = \log(x/y) = \log x - \log y$

$z = \log x^a = a \log x$

$z = \log(1/x^a) = -\log x^a = -a \log x$

$z = \ln x = 2.303 \log x$　　$\ln x$：自然対数

例　$\log 10 = \log(5 \times 2) = \log 5 + \log 2$

　　$\log(5/2) = \log 5 - \log 2$

　　$\log 5^2 = \log(5 \times 5) = 2\log 5$

　　$\log(1/5^2) = -\log 5^2 = -2\log 5$

◆**微分と積分の公式**

$(ax)' = a$　　　　　$(ax^2)' = 2ax$

$(ax^n)' = anx^{n-1}$　　$(\log x)' = 1/x$

$(ae^x)' = ae^x$　　　$(\sin x)' = \cos x$

$(\cos x)' = -\sin x$

$\int a\,dx = ax + C$　　　$\int ax\,dx = ax^2/2 + C$

$\int x^n\,dx = x^{n+1}/(n+1) + C$

$\int 1/x\,dx = \log|x| + C$

$\int e^x\,dx = e^x + C$　　　C：積分定数

例　$(2x)' = 2$　　　$(3x^2)' = 6x$

　　$(5x^4)' = 20x^3$　　$(7\log x)' = 7/x$

　　$(8e^x)' = 8e^x$　　$(2\sin x)' = 2\cos x$

　　$(4\cos x)' = -4\sin x$

　　$\int 3\,dx = 3x + C$　　$\int 2x\,dx = x^2 + C$

　　$\int 3x^3\,dx = 3x^4/4 + C$

　　$5\int 1/x\,dx = 5\log|x| + C$

　　$2\int e^x\,dx = 2e^x + C$

(鈴木優治)

II

実習項目と解説

II 実習項目と解説

1 容量器，天秤を用いる実習

① 市販試薬からの所定濃度の試薬溶液の調製

目的

市販試薬からの所定濃度の試薬調製は，しばしば求められる最も基本的な操作の一つである．本実習では，化学容量器を適切に用いて市販濃塩酸を希釈し，所定濃度の塩酸水溶液を調製する．また，混液十字路を使った簡便な希釈法についても身につける．

実習準備

①塩酸の製造法と性質について調べる．
②化学容量器の種類と使用目的について調べる．

実習目標

①市販の試薬（塩酸）を希釈して所定濃度の溶液が調製できる．
②化学容量器を目的に合わせて使うことができる．

検討課題

①塩酸の取り扱い上の注意事項を文献で調べる．
②市販の塩酸（濃塩酸）は塩化水素（HCl）含有量 35 %，比重 1.17 である．
　原子量：H=1.0，Cl=35.5
　a．この塩酸 1 リットルの質量は何グラムか．
　b．この塩酸 1 リットル中に含まれる HCl は何グラムか．
　c．この塩酸のモル濃度を求めよ．

原理

①モル濃度で表示されている試薬の希釈
　濃度の高い溶液のモル濃度(mol/l)を M，体積を V とし，希釈液の溶液のモル濃度(mol/l)を M'，体積を V' とすると，

$$\frac{MV}{1,000} = \frac{M'V'}{1,000} \qquad \therefore \quad MV = M'V' \text{ となる.}$$

a mol/l の溶液を希釈して b mol/l の溶液 v' ml を調製するとき必要な a mol/l の溶液の量 v ml は以下の式で求める.

$$a \times v = b \times v' \qquad v = b \times v' / a$$

②質量パーセントで表示されている溶液を希釈してモル濃度の溶液を調製する.

市販の試薬は,ほとんどの場合,質量パーセント濃度〔%(w/w)〕で含量が示されているので,分子量(または式量),比重(または密度),%(w/w)を用いてモル濃度へ変換する.

質量パーセント濃度は溶液 100g 中に含まれる溶質を g で表し,モル濃度は溶液 1 リットル中の物質量を mol で表す.試薬の比重(密度)d,濃度 a%(w/w),分子量(式量)m とすれば,試薬のモル濃度 b は以下により求まる.

$$\frac{1,000 \times d \times a}{m} = b \text{ mol/l}$$

モル濃度を求めたら,あとは①で示した手順で計算すればよい.

【具体例】 10mol/l の塩酸から 2mol/l の塩酸 250ml を調製する場合

10mol/l の塩酸 1,000ml には 10mol の塩化水素が含まれている.

2mol/l の塩酸 250ml 中には塩化水素何 mol が含まれるかを求める.

2mol/l の溶液 1,000ml 中には 2mol が含まれるので,250ml 中には $(2 \times 250)/1,000 = 0.5$mol が含まれる.

それでは 10mol/l の塩酸何 ml(V)とればよいのか.

$(10 \times V)/1,000 = 0.5$mol $V = 50$ml……10mol/l 塩酸 50ml 必要

10mol/l の溶液 50ml を水で薄めて全量 250ml にすればよい(5 倍希釈すればよい).

【参考】

混液十字路を用いて希釈する方法

〔混液十字路で試薬量を計算〕

```
濃塩酸 → a          (c − b) = A ml
         ＼   ／
            c
         ／   ＼
水   →   b          (a − c) = B ml
```

(水の場合 $b = 0$)

a mol/l 濃塩酸を水で薄めて c mol/l の塩酸を v ml つくりたいとき……濃塩酸 A ml +水 B ml の割合で薄める.

全量を v ml とするので以下により求まる

$$\frac{A}{A+B} = \frac{A'}{v}$$

濃塩酸 A' ml を水に加えて全量 v ml とする.

【解説】

a %の濃度の溶液と b %の溶液を混ぜて, c %の濃度の溶液をつくるとき, その割合は,

a %を A g, b %を B g として, 濃度順を $a>c>b$ とすれば（水の場合は $b=0$ とする）,

$aA + bB = c(A + B)$

$aA + bB = cA + cB$

$aA - cA = cB - bB$

$$\dfrac{A}{B} = \dfrac{c-b}{a-c} \qquad \dfrac{A'}{B'} = \dfrac{A}{B}$$

```
        a      (c − b) = A'
          \  /
           c
          /  \
        b      (a − c) = B'
```

以上は質量パーセント濃度の試薬を調製の計算方法である. これを体積で量り取りたい場合には, $A'B'$ を比重で割ると体積に変換できる.

【具体例】

濃塩酸（36%, 比重 1.18）を薄めて 10%（w/v）塩酸を 250ml 調製する場合を例に説明する.

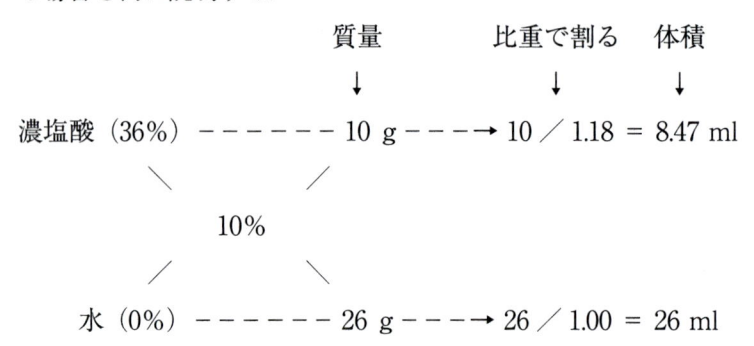

```
                        質量      比重で割る   体積
                         ↓           ↓        ↓
濃塩酸（36%）------ 10 g ---→ 10 ／ 1.18 = 8.47 ml
           \    /
            10%
           /    \
水（0%）  ------ 26 g ---→ 26 ／ 1.00 = 26 ml
```

濃塩酸 8.47 ml と水 26 ml の割合で混合すれば 10%（w/v）の塩酸ができる. これを 250ml 調製するには,

水 188.6ml, 濃塩酸 61.4ml の割合で混合する. 具体的方法は, 濃塩酸 61〜62ml をメスシリンダーでは量り取り, 純水を半分ほど入れた 250ml メスフラスコに塩酸を移す. メスシリンダーに少量の純水を加えて洗浄しメスフラスコへ移す. この操作を 3 回繰り返し塩酸を完全にメスフラスコに移して, 純水で全量 250ml とする.

比例式で塩酸の量を求める.

$\quad 8.47 : (26 + 8.47) = x : 250 \quad x = 61.4$ ml

$\quad$ 水の量は, $250 - 61.4 = 188.6$ ml

水 188.6ml, 濃塩酸 61.4ml の割合で混合すれば 10% 塩酸ができる.

課題	① 12mol/l の塩酸から 2mol/l の塩酸 250ml を調製する場合について計算せよ． ②市販の塩酸（35%，比重 1.17）を希釈して 0.1mol/l の塩酸 250ml を調製するにはどのようにすればよいか．
器具	40 名の場合 ・メスフラスコ（100ml）　20 個 ・メスピペット（10ml）　20 本 ・安全ピペッタ　20 個 ・三角フラスコ（100ml）　10 個 ・ビーカー（100ml）　20 個
調製	① 1mol/l の塩酸を 100ml 調製する． ②調製後は器具の洗浄に利用できる． ③使用する市販品の塩酸（　　　%），比重（　　　） ④塩酸の必要量（　　　ml）
操作	市販の塩酸を 100ml 三角フラスコにデカンテーションで移し，ここから安全ピペッタを装着した 10ml メスピペットで塩酸を吸引し，約半分の純水を入れた 100ml ビーカーに上記計算で求めた量の塩酸を排出する．これを 100ml メスフラスコに流し込み，ビーカーに塩酸が残らないように少量の水で洗浄しメスフラスコに移す．この洗浄操作を 3 回繰り返す．メスフラスコの標線まで水を加える．調製が完了すれば塩酸は他の容器に移して保管する．ラベルには「○○ mol/l 塩酸」，「調製日」，「調製者」を記しておく． 濃塩酸は刺激臭がきつい強酸なので，取り扱いには十分注意する．取り扱いはドラフトチャンバー内で行う．
試薬	・JIS 1 級塩酸　500ml
結果	①濃塩酸の性状（臭気，色調，ガス）を記録する． ②水に対する親和性を観察，記録する．
考察	①塩酸の濃度と電離度の関係を文献で調べよ． ② 1mol/l，0.1mol/l 塩酸の pH は常温ではおよそいくらになるか． ③塩酸が水に溶けやすいことを分子の極性から説明せよ．

濃塩酸の塩化水素含有率は保管状態などにより幅がある．比重は文献で調べる．

文献
1) 日本分析化学会編：分析化学実験ハンドブック．丸善，1987．
2) 理化学事典．岩波書店，1998．
3) 化学実験ハンドブック．技報堂，1984．
4) JIS ハンドブック　試薬．日本規格協会，2007．

（酒井健雄）

2 標準溶液の調製

目的

最も基本的な項目として，フタル酸水素カリウムを使用して容量分析用の正確な濃度を有する標準液を調製する．さらに，市販の容量分析用塩酸から0.1mol/l 塩酸を調製する．また，市販の容量分析用水酸化ナトリウムから0.1mol/l 水酸化ナトリウムを調製する．

実習準備

① 使用する容量器の使い方について調べる．
② 水酸化ナトリウムの調製と保存で注意することについて調べる．
③ Factor（ファクター）について文献で調べる．

実習目標

① 標準液調製上の要点とファクターの意味を理解する．
② 標準液調製に適した容量器の選択が的確にできること．

検討課題

① 標準液調製上の要点を整理せよ．
② 容量器を使うときに内部が純水で濡れていてもいいのはなぜか．

原理

① 0.1mol/l フタル酸水素カリウム標準液を 250ml 調製する．
  フタル酸水素カリウム（$C_6H_4(COOK)(COOH)$，分子量 204.224）の 0.1mol/l を 250ml 調製するので，その必要量は $204.224 \times 0.1 \times (250/1,000) = 5.1056$ g である．5.1056g を量り取り全量を 250ml とすればよい．

② 容量分析用に 1mol/l の塩酸や水酸化ナトリウム水溶液のように正確な濃度が保証された試薬が市販されており，これを正確に 10 倍あるいは 100 倍に希釈すれば 0.1mol/l や 0.01mol/l 水溶液が調製できる．これを使えば高濃度の酸や塩基から調製する方法に比べると手軽に正確に調製できるので便利である．たとえば，1mol/l 塩酸，Factor(20℃)1.002 の市販品を購入すれば，この塩酸の正確な濃度は 1.002mol/l なので，これを 20℃でメスフラスコとホールピペットを用いて正確に 10 倍に薄めれば，0.1mol/l，Factor 1.002（正確な濃度は 0.1002mol/l）の塩酸ができる．

器具
- メスフラスコ　250ml（100ml）　20個
- ホールピペット　25ml（10ml）　20本以上
- 安全ピペッタ　20個
- 三角フラスコ（200ml）　10個
- ピペット台　10個

試薬
- JIS 特級フタル酸水素カリウム　500g
- 容量分析用 1mol/l 塩酸　500ml
- 容量分析用 1mol/l 水酸化ナトリウム　500ml

操作

各試薬は 250ml を調製するようにしてあるが，適宜100ml で調製してもよい．

＜0.1mol/l フタル酸水素カリウム標準液の調製＞

フタル酸水素カリウム 5.1056g（1/40mol）を水で溶かして 250ml とすれば 0.1mol/l ちょうどの水溶液ができるが，正確に量り取るには時間がかかるので，一般には 1/40mol 付近の質量を正確に量り取り，全量 250ml の水溶液とする．量り取った量を 5.1056g（1/40 mol）で割るとファクターが求まる．

① フタル酸水素カリウムを 100〜110℃で 3〜4 時間乾燥させてデシケータ中で保管する．

② このフタル酸水素カリウム約 5.1g を上皿天秤などで粗秤し，再度，精密天秤と秤量ビンを用いて精秤する．秤量した正確な値は（a　　　）g（小数4桁）である．

③ 量り取ったフタル酸水素カリウムを漏斗を用いて 250ml メスフラスコに定量的に移す．

　秤量ビンと漏斗は炭酸を含まない純水でよくすすぎ，試薬が残らないようにする．

④ メスフラスコに半分から 7 分目くらいまで純水を入れてよく振り混ぜ，試薬を完全に溶かす．

⑤ 純水を標線まで加え，栓をして転倒混和する．

⑥ 全体が一様になれば乾いた試薬ビンに移してラベルを貼って保存する．

⑦ 調製した 0.1mol/l フタル酸水素カリウムのファクター（4桁）を計算する．

　　フタル酸水素カリウム 1/40mol ＝ 5.1056g

　　量り取った質量 ＝（a　　　）g

　　ファクター ＝（a　　　）g ／ 5.1056g ＝（　　　　　　）

> 表示濃度(mol/l)×ファクター＝正確な濃度(mol/l)

＜容量分析用 1mol/l HCl から 0.1mol/l HCl を調製する＞

ファクターを確認（F=　　　）

① 市販の容量分析用 1mol/l 塩酸を安全ピペッタを装着したホールピペットで 25ml とり，250ml メスフラスコに移す．
② 炭酸を含まない純水を半分ほど加えて振り混ぜ，さらに水を加えて標線に合わせたのち数回転倒混和し均一にする．
③ 正確に 10 倍に希釈すれば 0.1mol/l 塩酸ができる．
④ 乾燥した試薬ビンに移してラベルを貼って保管する．

＜容量分析用 1mol/l NaOH から 0.1mol/l NaOH を調製する＞

ファクターを確認（F=　　　）

① 市販の容量分析用 1mol/l 水酸化ナトリウムを安全ピペッタを装着したホールピペットで 25ml とり，250ml メスフラスコに移す．
② 炭酸を含まない純水を半分ほど加えて振り混ぜ，さらに水を加えて標線に合わせたのち数回転倒混和し均一にする．
③ 正確に 10 倍に希釈すれば 0.1mol/l 水酸化ナトリウムができる．
④ 乾燥した試薬ビンに移してラベルを貼って保管する（ガラス栓は固着するので使わない）．

結果
① フタル酸水素カリウムのファクターはいくらか．
② 0.1mol/l の塩酸，水酸化ナトリウムは正しく希釈できたか．

考察
① ファクターを使うことでどのような利便性があるか．
② 試薬を希釈する水，保管時の注意事項について考察せよ．

文献
1) 岡崎三代, 奈良雅之：臨床検査学講座／化学. 医歯薬出版, 2005.
2) 日本分析化学会編：分析化学実験ハンドブック. 丸善, 1987.
3) JIS ハンドブック 試薬. 日本規格協会, 2007.

（酒井健雄）

3 pH 標準液の調製 (JIS Z8802)

目的

pH メータ用の標準液を調製し，標準液の調製法を学ぶ．
① 0.05mol/l フタル酸水素カリウム緩衝液の調製（pH4.00）
② 0.05mol/l 中性リン酸緩衝液（0.025mol/l リン酸一カリウム，0.025mol/l リン酸二カリウム）の調製（pH6.88）

実習準備

以下の物質について文献で調べる．
① フタル酸水素カリウム（$C_6H_4(COOK)(COOH)$）
② リン酸一カリウム（KH_2PO_4）
③ リン酸二ナトリウム（Na_2HPO_4）
④ リン酸二ナトリウム 12 水和物（$Na_2HPO_4 \cdot 12H_2O$）

実習目標

① 指定された濃度と量の標準液が正確に調製できること．
② 水和物を使って試薬の調製ができること．

検討課題

① pH 標準液について文献で調べる．

原理　pH4.00（20℃）標準液は 0.05mo/l フタル酸水素カリウム水溶液なので，フタル酸水素カリウムの所定量を純水に溶かして標準液を調製する．また，pH6.88（20℃）標準液は 0.025mol/l リン酸一カリウムと 0.025mol/l のリン酸二ナトリウムを含む水溶液である．それぞれの所定量を純水に溶かして標準液とする．このとき，結晶水を含む化合物を使う場合も想定して計算する．

計算　以下の①〜④の水溶液をそれぞれ 100ml 調製する場合に必要な試薬量を計算する．
① フタル酸水素カリウム（$C_6H_4(COOK)(COOH)$）
② リン酸一カリウム（KH_2PO_4）
③ リン酸二ナトリウム（Na_2HPO_4）
④ リン酸二ナトリウム 12 水和物（$Na_2HPO_4 \cdot 12H_2O$）

各物質の 1 モルの質量を求めよ．

	① $C_6H_4(COOK)(COOH)$	② KH_2PO_4	③ Na_2HPO_4	④ $Na_2HPO_4 \cdot 12H_2O$
1 モルの質量	(204.22) g	(136.09) g	(141.96) g	(358.14) g

物質量 (mol) に対応した質量を求めよ．

	$C_6H_4(COOK)(COOH)$ 0.05mol	KH_2PO_4 0.025mol	Na_2HPO_4 0.025mol	$Na_2HPO_4 \cdot 12H_2O$ 0.025mol
質量	(10.211) g	(3.402) g	(3.549) g	(8.954) g

1) 0.05mol/l フタル酸水素カリウム標準液 1 リットルを調製するには何 g 必要か．　(10.211) g

2) 0.05mol/l 中性リン酸塩標準液 1 リットル中には，KH_2PO_4 を 0.025mol，Na_2HPO_4 を 0.025mol 含む．中性リン酸塩 1 リットルを調製するには，KH_2PO_4 および Na_2HPO_4 はそれぞれ何 g 必要か．
 (KH_2PO_4：3.402) g　　　　(Na_2HPO_4：3.549) g

3) Na_2HPO_4 の代わりに $Na_2HPO_4 \cdot 12H_2O$ を使用して調製する場合には何 g 必要か．　(8.954) g

4) 上記緩衝液をそれぞれ 100ml 調製するときの必要量はいくらか．

$C_6H_4(COOK)(COOH)$	KH_2PO_4	Na_2HPO_4	$Na_2HPO_4 \cdot 12H_2O$
(1.021) g	(0.340) g	(0.355) g	(0.895) g

器具
・精密天秤　4 台
・メスフラスコ（100ml）　20 個
・秤量ビン・20ml ビーカー　40 個以上
・ロート　20 個

試薬
・JIS 特級フタル酸水素カリウム
・JIS 特級リン酸一カリウム
・JIS 特級リン酸二ナトリウム無水
・JIS 特級リン酸二ナトリウム 12 水和物

操作

<0.05mol/l フタル酸塩の調製>

フタル酸水素カリウム 1.021g を秤量ビンまたはビーカーを用いて天秤で精秤し，ロートを用いて 100ml メスフラスコに移す．秤量ビンとロートに付着した試薬は洗ビンを用いてメスフラスコ内に洗い流す．メスフラスコに半分程度水を入れてよく振って溶解する．完全に溶けてから標線まで水を入れて転倒混和し，乾いた試薬ビンに移してラベルを貼って保存する．

<0.05mol/l 中性リン酸塩の調製>

リン酸一カリウム 0.340g を秤量ビンあるいはビーカーを用いて天秤で精秤し，ロートを用いて 100ml メスフラスコに移す．秤量ビンやロートに付着した試薬は洗ビンを用いてフラスコ内に洗い出す．次にリン酸二ナトリウム無水（Na_2HPO_4）0.355g あるいはリン酸二ナトリウム 12 水和物（$Na_2HPO_4・12H_2O$）0.895g を，上記同様の手順で定量的にこのメスフラスコに入れる．水を半分ほど入れてよく振って溶解する．標線まで水を入れて転倒混和し，乾いた試薬ビンに移してラベルを貼って保存する．

結果
① 結晶水を含んだ化合物での調製は理解できたか．
② 市販品との比較：市販の pH 標準液（6.88，4.00）で pH メータを 2 点校正し，調製した標準液の pH を測定する．

pH 測定については，本書 p.73 および『臨床検査学講座／検査機器総論』参照．

考察
① 調製した標準液は pH メータ用として使用できる精度であったか．
② 市販標準液の使用期限，保管状態を確認せよ．
③ 使用した純水の保管状態（炭酸ガスの混入などの影響）を確認せよ．

文献
1) 三村邦裕ほか：臨床検査学講座／検査機器総論．医歯薬出版，2005．
2) 岡崎三代，奈良雅之：臨床検査学講座／化学．医歯薬出版，2005．
3) 日本分析化学会編：分析化学実験ハンドブック．丸善，1987．
4) JIS ハンドブック　試薬（Z8802）．日本規格協会，2007．

（酒井健雄）

4 試薬の希釈と観察

目的

臨床検査でよく使用する消毒用アルコールの調製を通じて，試薬の混合時に生じる現象について理解する．（調製したアルコールは消毒用に使用する．）

実習準備

①試薬の希釈と体積変化について調べる．
②化学容量器の出用・受用について調べる．

実習目標

①試薬の希釈方法について理解する．
②出用・受用の意味を理解する．

原理　2つの溶液を混合したとき，混合前のそれぞれの体積を足した値と，混合後の体積が異なることがよくある．溶液の調製が単に計算量を混合しただけでは所定量にならないこと，モル濃度のように1リットル中の物質量を規定する場合には，必ずメスフラスコを用いて全量を所定量として調製することの意味を再確認する．「I-5　薬品の取り扱い方」の"希釈"の項（p.20）で，2つの試薬をそれぞれ量り取り混合する方法と，メスフラスコを用いて全体の体積を所定量にするという2通りの希釈法を示したが，この実験を通じてその意味が納得できるだろう．

使用器具
・100ml メスシリンダー　20個
・50ml ビュレット　10本
・シール用フィルム材　少量

試薬
・JIS 1級エタノール　500ml × 4

実験　70% 消毒用アルコールの調製を行う過程を通じて溶液の混合と体積変化を確認する．
①乾燥した100mlメスシリンダーにエタノール70mlをとる．
②50mlビュレットで純水30mlを加える．
③メスシリンダーの目盛りで全体の体積を量る．　（a　98）ml
④メスシリンダーの口をフィルムでシールして転倒混和．
⑤再度体積を量る．　（b　97）ml
⑥調製したアルコールはビンに移して消毒用アルコールとして利用する．

⑦同じメスシリンダーを洗浄し，純水70mlを入れる．
⑧50mlビュレットを利用して純水30mlを加える．
⑨メスシリンダーの目盛りで全体の体積が100mlであることを確認する．（*c*　100）ml

結果

温度(　)℃

	a	*b*	*c*
体積			

考察

①溶液の混合と体積変化を考察せよ．
②メスシリンダーとビュレット（受用・出用）の体積の整合性を検討する．
③モル濃度などはメスフラスコを用いて最終的に全量を所定量にしたほうがよいことを説明せよ．

（酒井健雄）

II 実習項目と解説

2 微少容量の試験に関する実習

1 微量ピペットの取り扱い方

目的
〜微量ピペットの正しい取り扱い方が検査の正確さと精密さを保証する〜
臨床検査の正確な技術，検査の微量化の発展は，分析機器および自動分析機の発展によるといっても過言ではない．臨床化学，免疫血清学，血液凝固・線溶学および遺伝子検査などで微量ピペットが日常的に多用されている．また，直接経口的に扱う試料採取用ガラスピペットは感染性の問題からほとんど用いられていない．
血液や尿などの試料の採取量は正確さおよび精密さに直接影響する．自動分注器や自動分析機が発展したとしても多くの検査で微量ピペットが不可欠である．したがって，正しい微量ピペットの取り扱い方を習得する．

重要性
学生実習は用手法が多く，微量な試料採取量は，正確さおよび精密さに直接影響する．分光光度計を用いる測光法はセル容量から試薬総量が 2〜3ml は必要であり，試料量と試薬量の比率は約 1/60〜1/150 である．
仮に，試料量 $20\mu l$，試薬量 3.0ml とすれば，血糖 100mg/dl の血漿 $20\mu l$ を $21\mu l$ 採取したとすると，$21/20\times100=105$ mg/dl（＋5%）となる．同様に試薬量 3.0ml を 3.05ml 採取したとすると，$3.0/3.05\times100=98.4$ mg/dl（−1.6%）が得られる．試料の採取量が正確さと精密さに大きく影響することが理解できる．

微量とは
日本臨床化学会では，「試料の吸引および吐出を自動または手動で行う機器で，$3\mu l$ から $50\mu l$ までを測定誤差 1% 以内で計測される容量」と定義している．

微量ピペットの原理と構造

多くの種類が市販されているが、実習では手動で行う機器を用いる．

微量ピペットの原理は大別して2種類に分類される．

■ エアークッション（エアーディスプレスメント）方式

一般的に濃度が異なる多くの実験試料または血液・血漿試料を先端のチップを交換することにより採取するのに用いられる．さらに，危険性の高い溶液（蒸気圧，粘度や密度の高い液体，PCR反応など）の分注に適している．採取量の測定はピストン・シリンダーシステムで構成されている（**図Ⅱ-1**）．

エアークッションは，ピペット内部のピストンからプラスチックチップ内に吸引された試料を分離する．ピストンを上方に移動することにより，チップ中に陰圧をつくり出し，チップ内への液体の吸引を引き起こす．このとき，エアークッションは弾性のあるスプリングのように作用し，チップ中の液体容量は保持される．このとき空気の容積が膨張するので，これを補正するため，ピストンの〔断面積×移動距離〕は設定する液体量よりも約2〜4％多く設計されている．したがって，エアークッション式ピペット使用時の温度・空気圧・湿度の影響を最小限に抑えるために，できるだけ一定の条件にしなければならない．

図Ⅱ-1　エアークッション方式

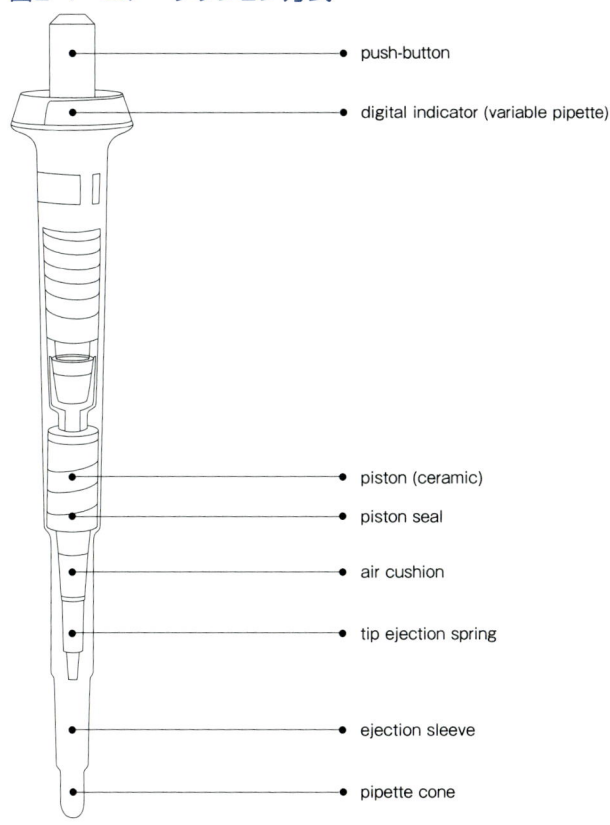

- push-button
- digital indicator (variable pipette)
- piston (ceramic)
- piston seal
- air cushion
- tip ejection spring
- ejection sleeve
- pipette cone

■ ポジティブディスプレスメント方式

ポジティブディスプレスメントの原理による分注システムは，前述のエアークッションシステムの分注よりも物理的に多様な性質の溶液の分注に効果を発揮する．

分注精度は，エアークッションシステムよりもはるかに大きな部分をディスポーザブルプラスチックチップに依存している．エアークッションシステムのプラスチックチップと異なり，ポジティブディスプレスメントのチップには，ピペッティング中に分注装置のピストンロッドに連結されている一体型ピストンがついており（**図Ⅱ-2**），これが実際の分注工程になる．

図Ⅱ-2　ポジティブディスプレスメント方式

チップには一体型ピストン（②）がついており，ピペッティング中はピペットのピストンロッドにしっかりと連結される（①）．チップ内の液体は密閉されたシールリップまでで止まる（③）ので，エアロゾルは形成されない

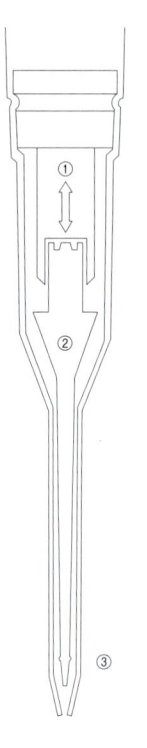

微量ピペットの取り扱い方

①静置位置を基本としたエアークッション方式のピペットを示している（**図Ⅱ-3**）．

②液体を吸引する準備のため最初に止まるところ（メジャーリングストローク）までプッシュボタンを押す．ピストンが下がると，選択された液体吸引容量に相当する空気の容積を追い出す．

③液体を吸引するにはピペットチップを垂直に液体内に入れる．ピペットの容量が1〜500μlで2〜3mm，101〜1,000μlで2〜4mmの深さが適当である．マイクロプッシュボタンがゆっくりと戻るにつれて，ピペットチップ中が陰圧になり，チップ開口部から必要な容量が吸引される．

④液体を分注するため，最初に止まるところ（メジャーリングストローク）までプッシュボタンをゆっくり押す．ピストンが下がると，チップは空になる．

⑤チップを完全に空にするため，プッシュボタンを2度目に止まるところまで（ブローアウト）押す．プッシュボタンを押した状態で，チップ先端を容器の管壁にこすりつけながらピペットを上げる．
⑥プッシュボタンを戻すと，ピストンは静止位置に戻る．

図Ⅱ-3 エアークッション方式のピペットの吸引と吐出の仕方[3]

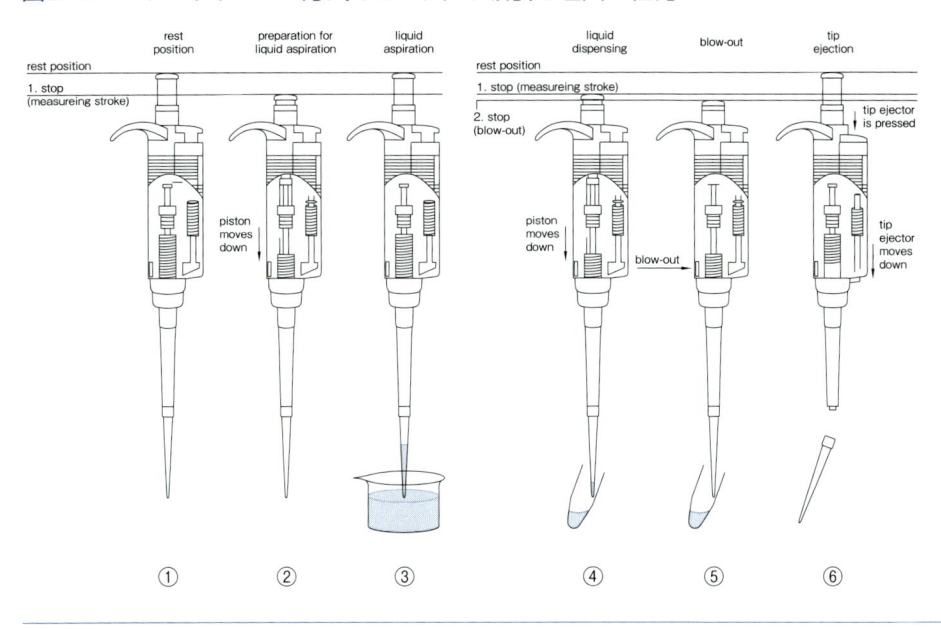

| | rest position | preparation for liquid aspiration | liquid aspiration | | liquid dispensing | blow-out | tip ejection |

① ② ③ ④ ⑤ ⑥

微量ピペットの再現性　図Ⅱ-4，表Ⅱ-1に示すように，ピペッティング時のチップの深さ，角度および容量と深さで正確度および精密度に影響する（製品メーカーのデータ）．

図Ⅱ-4　ピペッティングする際のチップの深さとピペットの角度の影響

| 1mm | 3mm | 3〜4mm |

系統的な測定値の偏差：0.2〜0.4%　　系統的な測定値の偏差：0.6〜0.8%　　系統的な測定値の偏差：1.0〜1.2%

液体中にチップの先端を垂直に入れる（深さ約1mm）　　液体中にチップの先端を垂直に入れる（深さ約3mm）　　液体中にチップの先端を30〜40°に傾けて入れる（深さ3〜4mm）

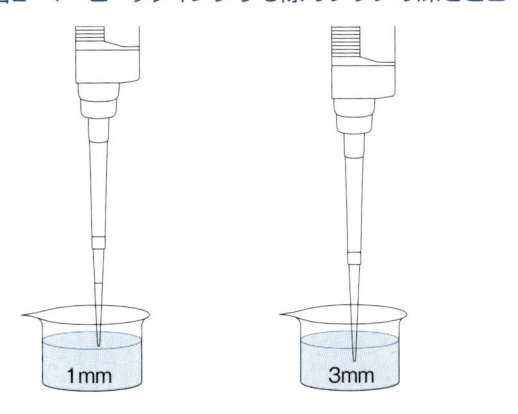

表Ⅱ-1　種々の容量における最適なチップの深さ

容量（μl）	深さ（mm）
0.1〜1	1
1〜500	2〜3
101〜1,000	2〜4
1,001〜10,000	3〜6

文献
1) 三村邦裕ほか：臨床検査学講座／検査機器総論．医歯薬出版，2005．
2) Products and Applications for the Laboratory 2007/2008: 日本版．Eppendorf．
3) エッペンドルフピペット性能評価と調整—標準操作手順書（SOP）への指針—．Eppendorf．

（信岡　学）

2 天秤および色素を用いた正確度と精密度の検定

目的

化学容量器，化学天秤〔または定感量（電子）直示式〕および分光光度計を用いて微量ピペットの正確さと精密さを検定する．

実習項目

①化学天秤を用いた微量ピペットの正確さと精密さを検定する．
②色素（オレンジ G）を用いた微量ピペットの精密さを検定する．

実習目標

①容量器の正しい使用法と実験ができる．
②化学天秤（または定感量直示式）の秤量精度と操作法ができる．
③正確さの統計的計算ができる．
④精密さの統計的計算ができる．
⑤正確さおよび精密さの誤差許容限界を設定できる．

器具

- 分光光度計
  分光光度計の性能は，①波長の正確さ± 0.5nm 以内，②スペクトルバンド幅 5nm 以下，③迷光 405nm，660nm の各波長で 0.01%以下が望ましい．
- 天秤
  ピペットの許容誤差は機能と容量サイズにより異なる．容量測定に使用する天秤は，測定値が十分に信頼できる精度をもつ必要がある．ISO 8655 の基準を満たすためには，以下の表に示す性能以上の測定容量と最小読み取り精度をもつ天秤を使用する必要がある．

測定容量範囲	最小読み取り精度
＞ 10 ～ 100μl	0.01mg
＞ 100 ～ 1,000μl	0.1mg

- 共栓三角フラスコ（10ml および 30ml）
- 微量ピペット（50μl または 100μl）
- 秤量ビン（またはプラスチック製秤量皿）（約 5ml 容量）

試薬

- オレンジ G：JIS K8220 オレンジ G（試薬）で定めるもの．
- ヒトプール血清：新鮮血清のうち，ビリルビン，溶血，乳びを除いてプールし，これを約 1,000G で室温下，10分間遠心した上清．あるいは前記のプール血清を凍結，融解後に濾紙（東洋濾紙 No.2）で濾過したもの．

・水（精製水）：イオン交換法あるいは蒸留法により精製し，導電率（電気伝導率）が $10\mu S/cm$ 以下のもの．

測定法

■ **天秤（重量法）による正確さおよび精密さの検定**

① $50\mu l$ 以下の微量の液体を測定する場合には，蒸発の影響が大きいために，できるだけ小型で開口部の小さい容器（秤量ビン）が適する．

② 容器内の湿度を一定にして蒸発を抑えるために，測定の前にあらかじめ少量の水を容器に入れる．

③ 可変容量ピペット（実習用には，一般的に $100\mu l$ 用を用意する．）以下の3容量を測定する．

- ・最大設定容量　　　　　　10回
- ・最大設定容量の50%　　　 10回
- ・最大設定容量の10%　　　 10回

④ 秤量容器の底部に3mm程度の深さに水（測定液と同じ液体）を張る．

⑤ 可変容量ピペットの設定した容量で吸引，排出を5回行い，内部を完全に飽和させる（プレウェッティング操作）．

⑥ 新しいチップをつけ，プレウェッティング操作を1回行う．

〔試料採取・吸引操作〕

① ピペットを垂直に持ち，プッシュボタンを第一ストップ（第一ストローク，計量用ストローク）まで押し下げる．（以下，前項の「微量ピペットの取り扱い方」を参照のこと．）

② チップ先端を約2〜3mm，液中に浸す．

③ プッシュボタンをゆっくりと一定の速度で元の位置まで戻し，液を吸引する．決して急激に戻さないこと．吸引後，チップ先端を液中に保持したまま1〜3秒待つ．待ち時間はピペットの容量による．

④ チップをゆっくりと一定の速度で液から引き上げる．そのとき，容器内壁に添わせるようにしながらチップを引き上げ，チップの外側に付着している液体を除く．

〔試料秤量・排出操作〕

① 液体の入ったチップを30〜40°ほど傾け，チップの先を容器の底部近くの内壁に軽く当て，プッシュボタンをゆっくり一定の速度で，第一ストップ（計量用ストローク）まで押し下げる．

② さらに，プッシュボタンを第二ストップ（第二ストローク）まで押し下げ，チップ内の残液を完全に排出（ブローアウト）させる．

③ プッシュボタンを第二ストップまで押し下げたままの状態で，チップの先端を容器の内壁に沿わせながら引き上げる．プッシュボタンを元に戻す．

④ 天秤の表示が安定したら，ただちにその値を記録する．

⑤ 以上の操作を，必要回数および3容量を繰り返す．

■ 色素を用いた精密さの検定（分光光度計法）

①色素原液の調製

秤量ビンにオレンジG 30〜35mgをとり，プール血清1mlを加えて，完全に溶解後，生理食塩液を10ml加えて，共栓三角フラスコにオレンジG溶液を移す．

②盲検原液の調製

共栓三角フラスコに血清1mlをとり，生理食塩液10mlを加える．

③基準色素希釈液の調製

a. ①の色素原液を10ml三角フラスコに1.0mlとり，生理食塩液を5.0ml加えて，6倍に希釈する．（検体①とする．）

b. a.の6倍色素希釈液（検体①）を1.0mlとり，生理食塩液を2.0ml加えて3倍（最終色素希釈倍数18倍）に希釈する．（検体②とする．）

c. b.の3倍色素希釈液（検体②）を1.0mlとり，生理食塩液を2.0ml加えて3倍（最終色素希釈倍数54倍）に希釈する．（検体③とする．）

④盲検液の調製

共栓三角フラスコにプール血清1mlをとり，生理食塩液を10ml加えて盲検原液とする．

a. 上の盲検原液を10ml三角フラスコに1.0mlとり，生理食塩液を5.0ml加えて，6倍に希釈する．（盲検液①とする．）

b. a.の6倍盲検希釈液（盲検液①）を1.0mlとり，生理食塩液を2.0ml加えて3倍（最終盲検希釈倍数18倍）に希釈する．（盲検液②とする．）

c. b.の3倍盲検希釈液（盲検液②）を1.0mlとり，生理食塩液を2.0ml加えて，3倍（最終盲検希釈倍数54倍）に希釈する．（盲検液③とする．）

⑤測定操作法

a. 吸収曲線の検討（**図Ⅱ-5，-6**を参照）

試験管に検体①を50μlおよび盲検液①を50μlとり，おのおのの試験管に生理食塩液2.0mlを加えて，水（精製水）を対照として，測定波長400nm〜600nmにて測定する．

図Ⅱ-5 オレンジGの蛋白濃度による吸収曲線[3]

蛋白濃度は，a：0.74g/dl, b：2.74g/dl, c：4.07g/dl, d：5.74g/dl, e：7.40g/dl

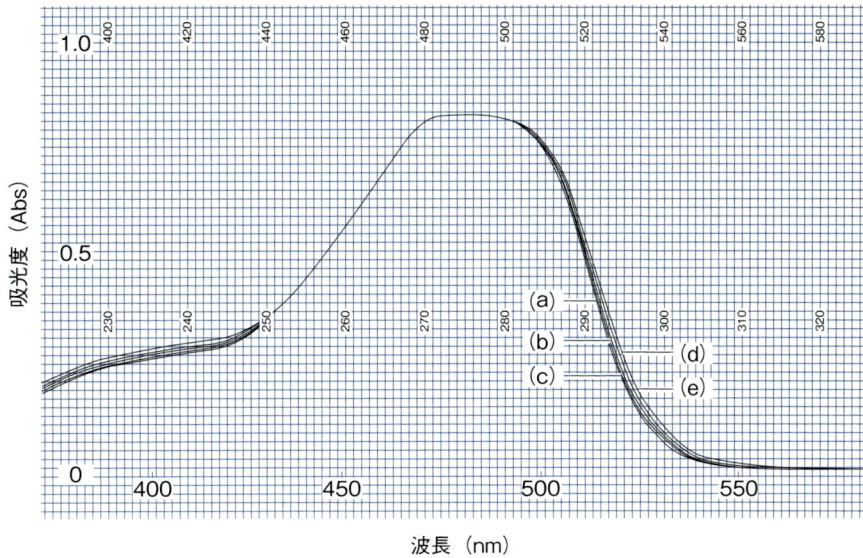

図Ⅱ-6 オレンジGの測定温度による吸収曲線[3]

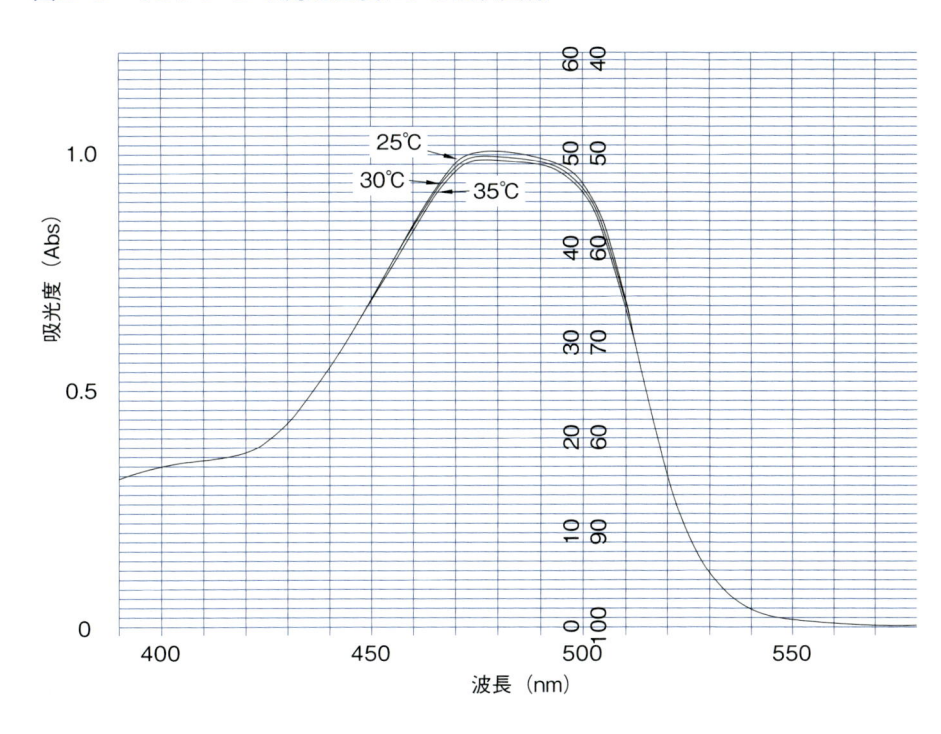

b. 希釈液による直線性の検討

	盲　検	盲検希釈液	色素希釈液
試料	精製水，50μl	盲検液①，②，③を おのおの 50μl	色素検体①，②，③ をおのおの 50μl
生理食塩液	2.0 ml	おのおのに 2.0ml	おのおのに 2.0ml

室温に5分間放置後，極大吸収波長 λ_{max} で盲検を対照として測定する

c. 可変量による直線性の検討

	盲検	盲検希釈液	色素希釈液
試料	精製水，50μl	盲検液①および②をそれぞれ10，50，100μl	色素検体①および②をそれぞれ10，50，100μl
生理食塩液	2.0 ml	おのおの2.0ml	おのおの2.0ml

室温に5分間放置後，極大吸収波長 λ_{max} で盲検を対照として測定する

d. 精密さ（再現性）の検討

色素希釈液の検体①を用いて，10，50および100μlをおのおの10回測定する．

測定値の評価

■ 正確さおよび精密さの検定（重量法）

①平均値 $(\bar{x}) = \dfrac{\sum x_i}{n} \times Z$ （25℃，1.004）

注：色素を用いた精密さの検定には補正係数Zを省略する．

②平均値（$\bar{x}$）の偏差〔系統誤差，systematic error；es〕（単位：μl）

$es(\mu l) = |\bar{x} - x\text{設定値}|$

③設定容量の差を標準化するため，パーセンテージで表した系統誤差（es）（単位：%）

$es(\%) = \left|\dfrac{\bar{x} - x\text{設定値}}{x\text{設定値}}\right| \times 100$

④ n 回測定した結果の標準偏差（偶発誤差，random error）

$SD = \sqrt{\dfrac{\sum (x_i - \bar{x})^2}{n-1}}$

⑤変動係数

$CV(\%) = \dfrac{SD}{\bar{x}} \times 100$

文献
1) 大澤進ほか：臨床検査学講座／検査管理総論（第3版）．医歯薬出版，2006．
2) 三村邦裕ほか：臨床検査学講座／検査機器総論．医歯薬出版，2005．
3) 日本臨床化学会教育委員会機器専門委員会編：機器試験法マニュアル．あいり出版，1993．
4) 浦山修ほか：臨床検査学講座／臨床化学検査学（第2版）．医歯薬出版，2006．
5) Products and Applications for the Laboratory 2007/2008：(日本版)．Eppendorf．
6) エッペンドルフ ピペット性能評価と調整—標準操作手順書(SOP)への指針—．Eppendorf．

（信岡　学）

II 実習項目と解説

3 pHメータを用いる実習

1 pHの測定

目的

酸，アルカリおよび塩溶液を調製し，それらのpHを調べる．

実習準備　　個人で実施

① pHメータの構造を調べる．
② pH指示電極について調べる．
③ pHメータの校正について調べる．
④ pHメータの使用上の注意点について調べる．
⑤ 加水分解，正塩，酸性塩について調べる．
⑥ 弱電解質溶液のpHについて調べる．

実習目標

① pHメータが使用できる．
② 酸・アルカリ溶液が調製できる．
③ 酸・アルカリ溶液のpHが計算できる．
④ 化学容量器が使用できる．

検討課題　　個人で実施　　（「I-10 実習に必要な理論と公式」(p.46)を参照）

① 市販濃硫酸（比重 1.84，濃度 96%，分子量 98）を希釈して 0.1mol/l 硫酸溶液 500ml を調製するには，市販濃硫酸は何ml必要か（p.79，**表II-3**参照）．
② 上記の市販濃硫酸 1,000ml 中に存在する水素イオンは何gか．
③ 水 1,000ml 中に存在する水素イオンは何gか．
④ 0.1mol/l 塩酸溶液および 0.1mol/l 水酸化ナトリウム溶液のpHはいくらか．
⑤ 0.1mol/l 酢酸溶液の解離度，pHはいくらか（p.79，**表II-2**参照）．

原理 ■ pHの定義

水溶液中で起こる反応には，水素イオン濃度が関与するものが多数知られている．水はわずかに解離し，水素イオンおよび水酸化物イオンを生成する．水素イオン濃度と水酸化物イオン濃度の積，いわゆる"水のイオン積"は水中でも水溶液中でも一定に保たれる．そのために，水に種々の物質が溶解した溶液中の水素イオン濃度は，溶解物質の性質により 10^{-14} mol/l 程度のオーダーから数 mol/l の広範囲で変化する．

$$H_2O \rightleftarrows H^+ + OH^- \quad \cdots\cdots\cdots\cdots\cdots\cdots ①$$

$$\frac{[H^+][OH^-]}{[H_2O]} = K \quad \cdots\cdots\cdots\cdots\cdots\cdots ②$$

$$[H^+][OH^-] = K[H_2O] = K_W \quad \cdots\cdots\cdots\cdots\cdots\cdots ③$$

①は水の解離，②は質量作用の法則，③は水のイオン積を表す．
K_W は水のイオン積と呼ばれ，25℃において 1.0×10^{-14} であり，水中の水素イオンおよび水酸化物イオン濃度は $[H^+]=[OH^-]=10^{-7}$ mol/l である．
このような，広範囲で変化する数値を扱うときには，数値を対数変換して用いると，少ない桁数で数値処理ができるようになり便利である．水素イオン濃度の場合には，次のように対数変換され，この値は pH と呼ばれている．

$$pH = -\log[H^+]$$

溶液が酸性・中性・アルカリ性のいずれであるかという液性と，水素イオン濃度および pH との関係は **図Ⅱ-7** のようになる．
溶液中の水素イオン濃度が水酸化物イオン濃度と……
　等しい状態（$[H^+]=[OH^-]$）を中性
　大きい状態（$[H^+]>[OH^-]$）を酸性
　小さい状態（$[H^+]<[OH^-]$）をアルカリ性
という．

図Ⅱ-7　pHと水素イオン濃度および液性との関係

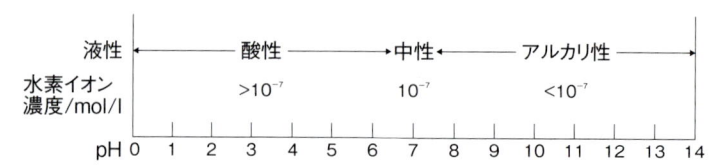

液性	酸性	中性	アルカリ性
水素イオン濃度/mol/l	$>10^{-7}$	10^{-7}	$<10^{-7}$
pH	0 1 2 3 4 5 6	7	8 9 10 11 12 13 14

■ pHの測定

pHは，ガラス電極を用いたpHメータにより簡単に測定することができる．ガラス電極は **図Ⅱ-8** のような構造を有し，電極内部にはpHが一定の内部液が封入されている．この電極を内部液pH（pH_s）と異なる被検液（pH_x）に浸けると，電極には次のように内部液と被検液とのpH差（ΔpH）に比例する，ネルンストの式に従う電位（E）が発生する．pHメータは **図Ⅱ-9** のようにこの電位を比較電極と組み合わせて測定し，溶液pHを求める機器である．

$$E = k + 0.0591\,(pH_x - pH_s)$$

$$= k + 0.0591\,\Delta pH \quad \cdots\cdots 25℃の値$$

$$pH_x = \frac{E - k + 0.0591\,pH_s}{0.0591} \qquad (k：電極ごとに異なる定数)$$

図Ⅱ-8 ガラス電極

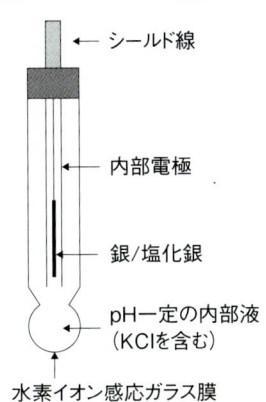

- シールド線
- 内部電極
- 銀/塩化銀
- pH一定の内部液（KClを含む）
- 水素イオン感応ガラス膜

図Ⅱ-9 電極法によるpH測定

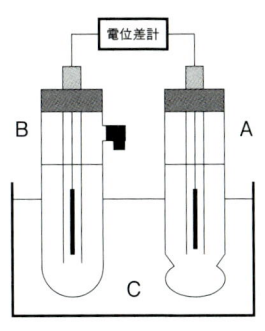

- 電位差計
- A：ガラス電極
- B：比較電極（銀／塩化銀電極）
- C：被検溶液

器具

1グループ（4人）用

- ビーカー（100ml）　20個
- メスシリンダー（100ml）　2本
- メスピペット（5ml）　4本
- メスピペット（1ml）　4本
- ストロー　2本
- pHメータ　1台
- ピペット台　1台

試薬 10グループ用（学生が調製）

試薬は **図Ⅱ-10** のようにメスフラスコを用いて調製する．メスフラスコの標線の合わせ方およびピペットなどの目盛りの読み方は **図Ⅱ-11** に示す．また，試薬の調製に際して，危険薬品である濃塩酸，酢酸，アンモニア水の採取は，安全ピペッタを用いて行う．安全ピペッタは **図Ⅱ-12** に示すように使用する．

① 0.1mol/l 塩酸溶液：市販濃塩酸（HCl，比重 1.19，濃度 37％，分子量 36.5）8.3ml を水で希釈し 1,000ml とする．

② 0.1mol/l 酢酸溶液：市販酢酸（CH_3COOH，比重 1.05，濃度 99％，分子量 60.05）5.8ml を水で希釈し 1,000ml とする．

③ 0.1mol/l 水酸化ナトリウム溶液：水酸化ナトリウム（NaOH，特級）4.0g を水に溶解し 1,000ml とする．

④ 0.1mol/l 水酸化アンモニウム溶液：市販アンモニア水（NH_3，比重 0.90，濃度 28％，分子量 17.03）6.8ml を水で希釈し 1,000ml とする．

⑤ 0.1mol/l 塩化アンモニウム溶液：塩化アンモニウム（NH_4Cl）5.35g を水に溶解し 1,000ml とする．

⑥ 0.1mol/l 塩化ナトリウム溶液：塩化ナトリウム（NaCl）5.84g を水に溶解し 1,000ml とする．

⑦ 0.1mol/l 酢酸ナトリウム溶液：酢酸ナトリウム（CH_3COONa）8.20g を水に溶解し 1,000ml とする．

⑧ 0.1mol/l リン酸水素2ナトリウム溶液：リン酸水素2ナトリウム2水和物（$Na_2HPO_4 \cdot 2H_2O$）17.80g を水に溶解し 1,000ml とする．

⑨ 0.1mol/l リン酸2水素ナトリウム溶液：リン酸2水素ナトリウム2水和物（$NaH_2PO_4 \cdot 2H_2O$）15.60g を水に溶解し 1,000ml とする．

⑩ 0.1mol/l 炭酸水素ナトリウム溶液：炭酸水素ナトリウム（$NaHCO_3$）8.40g を水に溶解し 1,000ml とする．

図Ⅱ-10　メスフラスコの使い方

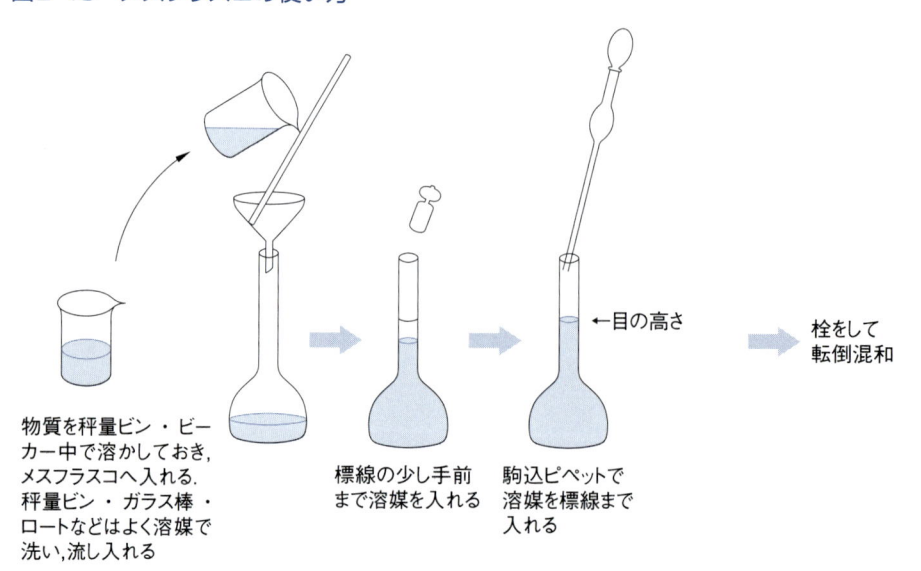

図Ⅱ-11　標線の合わせ方（左）および目盛りの読み方（右）

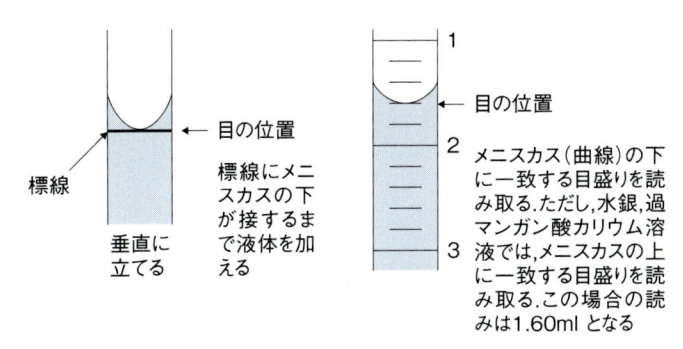

図Ⅱ-12　安全ピペッタの使い方

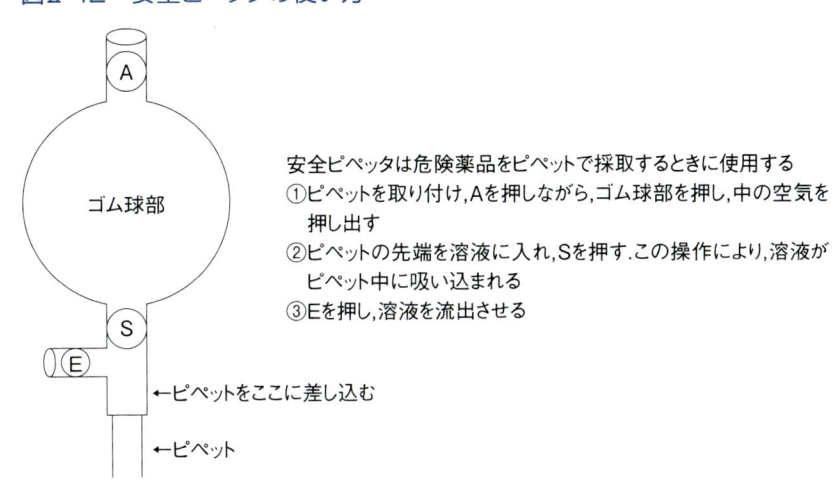

| 操作方法 | グループで実施 |

①**呼気の溶解とpH変化**

　100mlビーカーに水50mlをとり，pH電極を挿入し，ここにストローで30秒間程度，息を吹き入れる．息を吹き入れる前後のpHを測定する．

②**酸・アルカリ溶液のpH**

　0.1mol/lの塩酸溶液，酢酸溶液，水酸化ナトリウム溶液および水酸化アンモニウム溶液を100mlビーカーに50mlとり，pHを測定する．

③**正塩溶液のpH**

　0.1mol/lの塩化ナトリウム溶液，酢酸ナトリウム溶液および塩化アンモニウム溶液を100mlビーカーに50mlとり，pHを測定する．

④**酸性塩溶液のpH**

　0.1mol/lのリン酸2水素ナトリウム溶液，リン酸水素2ナトリウム溶液および炭酸水素ナトリウム溶液を100mlビーカーに50mlとり，pHを測定する．

⑤**酸・アルカリ溶液の希釈によるpH変化**

　0.1mol/lの塩酸溶液，酢酸溶液，水酸化ナトリウム溶液および水酸化アンモニウム溶液の10倍および100倍希釈溶液を調製しpHを測定する．

10倍希釈溶液は各原溶液 5.0ml に水 45ml を加え調製する．100倍希釈溶液は各原溶液 0.5ml に水 49.5ml を加え調製する．ここで，0.5ml および 5.0ml はメスピペットを 図Ⅱ-13 のように使用して採取する．ピペットは 図Ⅱ-14 のようにもつ．水はメスシリンダーでとり，加える．

図Ⅱ-13　メスピペットの使い方

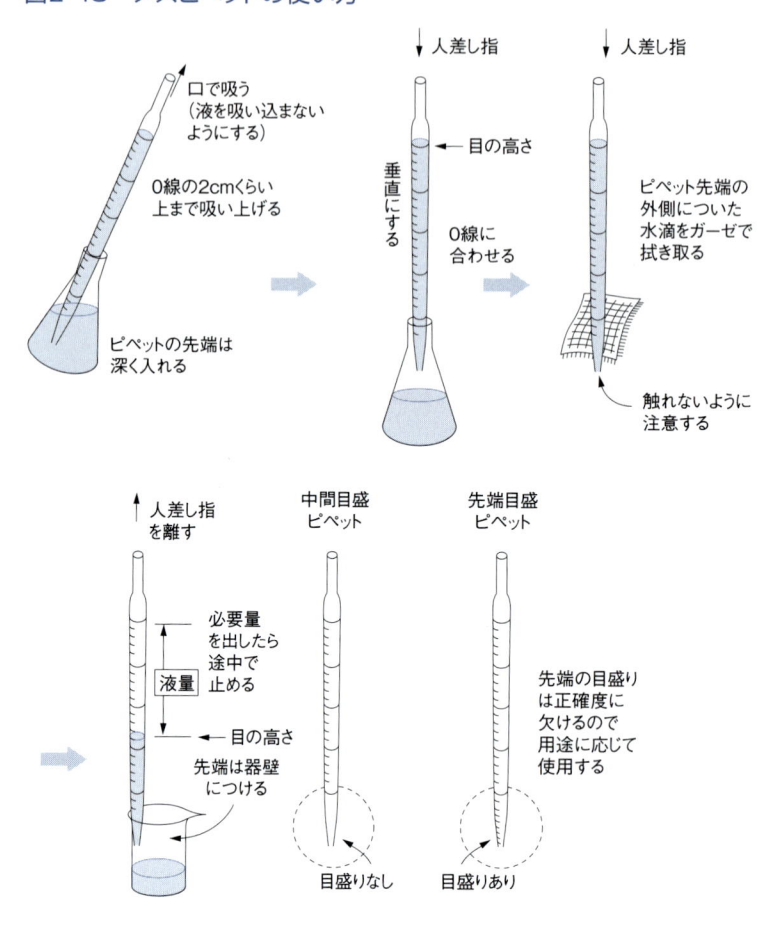

図Ⅱ-14　ピペットの持ち方

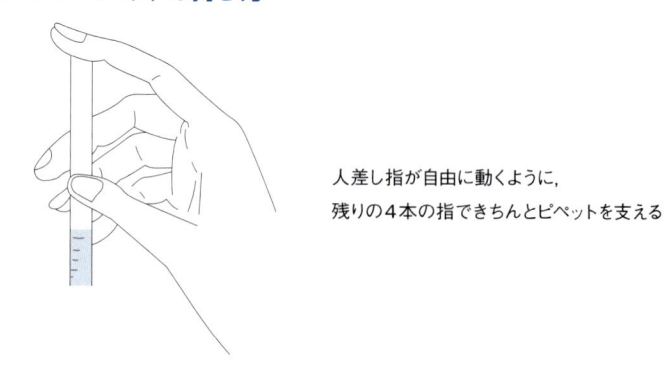

人差し指が自由に動くように，残りの4本の指できちんとピペットを支える

結果　個人で実施

①呼気の注入前後の pH を比較する．
②酸・アルカリ溶液の pH を比較する．
③正塩溶液の pH を比較する．

④酸性塩溶液の pH を比較する．
⑤溶液濃度と pH との関係を図示する．

考察

個人で実施
①呼気の注入で水の pH が変化するのはなぜか．
②酸・アルカリ溶液の pH を計算で求めた値と比較する．
③塩の種類で pH が異なるのはなぜか．
④酸性塩溶液の pH から，どのような解離反応が起こっていると考えられるか．
⑤酸・アルカリ溶液の希釈データから，水素イオン濃度と pH にはどのような関係があるか．

表Ⅱ-2　主な酸の解離定数

酸	解離定数	pK_a*
酢酸	1.75×10^{-5}	4.75
乳酸	1.38×10^{-4}	3.86
安息香酸	6.31×10^{-5}	4.20
シュウ酸	$K_1\ 6.5 \times 10^{-2}$ $K_2\ 6.1 \times 10^{-5}$	1.19 4.21
炭酸	$K_1\ 4.31 \times 10^{-7}$ $K_2\ 5.6 \times 10^{-11}$	6.36 10.25
フタル酸	$K_1\ 1.3 \times 10^{-3}$ $K_2\ 3.9 \times 10^{-6}$	2.89 5.41
ホウ酸	$K_1\ 5.83 \times 10^{-10}$ $K_2\ 1.82 \times 10^{-13}$ $K_3\ 1.59 \times 10^{-14}$	9.23 12.74 13.80
リン酸	$K_1\ 7.5 \times 10^{-3}$ $K_2\ 6.2 \times 10^{-8}$ $K_3\ 4.8 \times 10^{-13}$	2.12 7.21 12.32
クエン酸	$K_1\ 8.7 \times 10^{-4}$ $K_2\ 1.8 \times 10^{-5}$ $K_3\ 4.0 \times 10^{-6}$	3.06 4.74 5.40

*$pK_a = -\log K_a$

表Ⅱ-3　分析用市販試薬の濃度

酸	比重	濃度 /wt%	濃度 /mol/l
塩酸	1.19	37	12.1
硫酸	1.84	96	18.0
硝酸	1.4	65	14.4
リン酸	1.69	86	14.8
酢酸	1.05	99	17.3

文献
1) 三村邦裕ほか：臨床検査学講座／検査機器総論．医歯薬出版，2005, 141.
2) 理化学辞典（第5版）．岩波書店，1998, 688.

（鈴木優治）

2 緩衝溶液の調製と緩衝溶液の性質

目的

酢酸緩衝溶液を調製し，pH メータによりその性質を調べる．

実習準備　個人で実施

① 緩衝溶液の性質を調べる．
② 緩衝溶液の調製方法を調べる．
③ 緩衝溶液 pH の計算方法を調べる．
④ 緩衝溶液の使用目的を調べる．

実習目標

① 緩衝溶液が調製できる．
② 緩衝溶液の pH が計算できる．
③ 緩衝溶液の性質がわかる．
④ 化学容量器が使用できる．

検討課題　個人で実施　（「Ⅰ-10 実習に必要な理論と公式」(p.46) 参照）

① 0.1mol/l 酢酸溶液 100ml と 0.1mol/l 酢酸ナトリウム溶液 300ml を混合した．溶液中の酢酸および酢酸ナトリウムの濃度はいくらか．

② 0.1mol/l 酢酸溶液と 0.1mol/l 酢酸ナトリウム溶液を 1：1 で混合した溶液の pH は 4.76 であった．酢酸の酸解離指数（pK_a）はいくらか．

③ 0.1mol/l 酢酸溶液と 0.1mol/l 酢酸ナトリウム溶液を混合し，pH5.0 の酢酸緩衝溶液を調製したい．両溶液をどのように混合すればよいか．

原理　緩衝溶液は少量の酸またはアルカリが添加されても pH がほとんど変化しない性質を有する．その組成は"弱酸とその塩"あるいは"弱塩基とその塩"の混合溶液である．

臨床検査領域では，緩衝溶液は酵素活性の測定，蛋白質の電気泳動，染色など，pH の制御が重要になる種々の検査において広く用いられている．

■ 緩衝溶液 pH が変化しにくい理由

酢酸と酢酸ナトリウムを混合した酢酸緩衝溶液に塩酸あるいは水酸化ナトリウムを添加した場合を例として述べる．

1. 塩酸添加の反応

塩酸は緩衝溶液中で完全解離し水素イオンを生成する．このままであれば，水素イオン濃度が著しく増加し pH は低下するが，この水素イオンは緩衝溶液中に存在する酢酸イオンと結合し，弱電解質である酢

酸を生成する．したがって，塩酸由来の水素イオンは弱酸の生成にほとんどが消費されるため，塩酸の添加によっても溶液中の水素イオン濃度はほとんど増加することがなく，pH はほぼ一定に保持される．

$$CH_3COO^- + H^+ \longrightarrow CH_3COOH$$

2. 水酸化ナトリウム添加の反応

水酸化ナトリウムは緩衝溶液中で完全解離し水酸化物イオンを生成する．このままであれば，水酸化物イオンの増加により溶液中の水素イオン濃度は著しく減少し pH は上昇するが，この水酸化物イオンは緩衝溶液中では酢酸の水素イオンと中和反応し水を生成する．
そのため，溶液中に水酸化物イオンはほとんど増加することがなく，pH はほぼ一定に保持される．

$$CH_3COOH + OH^- \longrightarrow CH_3COO^- + H_2O$$

■ 緩衝溶液 pH と希釈との関係

緩衝溶液中の酸濃度および塩濃度を C_a, C_s とするとき，n 倍希釈前後の緩衝溶液の pH は次のようになる．

希釈前　　　　　$pH_1 = pK_a + \log \dfrac{C_s}{C_a}$

n 倍希釈後　　$pH_2 = pK_a + \log \dfrac{1/n \times C_s}{1/n \times C_a} = pK_a + \log \dfrac{C_s}{C_a}$

このように，計算上は $pH_1 = pH_2$ となり，希釈により緩衝溶液 pH は変化しない．しかし，実際には希釈によりイオン活量*が変化するため，pH はわずかに変化する．

*イオン活量

イオン濃度が低い場合には，ほとんど問題にならないが，イオン濃度が高くなると，イオン間の相互作用が無視できないほど大きくなり，イオンが関与する種々の現象に影響が現れてくる．そのため，実測値はイオン相互作用がないときの理論値と乖離してくる．計算により実測値を得るためには，理論値に一定の係数を乗じて補正が行われる．この係数は調製した溶液のイオン濃度のうち，測定対象となる現象の発現に有効に作用するイオン濃度の比率を表しており，"活量係数" と呼ばれる．有効に作用するイオン濃度は "活量" と呼ばれる．活量係数は溶液濃度の関数であり，イオン濃度が低いときには $\gamma \fallingdotseq 1$ であるが，イオン濃度の増加とともに低下する（$\gamma \rightarrow 0$）．

$$a = \gamma C \qquad \gamma = \dfrac{a}{C} \qquad (a：活量，\gamma：活量係数，C：調製した溶液濃度)$$

器具	1グループ（4人）用
	・ビーカー（200ml）　2個
	・ビーカー（100ml）　15個
	・メスシリンダー（50ml）　2本
	・メスピペット（5ml）　2本
	・メスピペット（2ml）　2本
	・メスピペット（1ml）　2本
	・pHメータ　1台
	・ピペット台　1台

試薬	10グループ用（学生が調製）
	① 0.1mol/l 塩酸溶液：市販濃塩酸（HCl，比重1.19，濃度37%，分子量36.5）8.3mlを水で希釈し1,000mlとする．
	② 0.1mol/l 水酸化ナトリウム溶液：水酸化ナトリウム4.0gをとり，水に溶解し1,000mlとする．
	③ 0.1mol/l 酢酸溶液：市販酢酸（CH_3COOH，比重1.05，濃度99%，分子量60.05）11.6mlを水で希釈し2,000mlとする．
	④ 0.1mol/l 酢酸ナトリウム溶液：酢酸ナトリウム（分子量82.03）16.4gをとり，水に溶解し2,000mlとする．

操作方法	グループで実施
	①緩衝溶液の調製とpHの測定
	酢酸溶液と酢酸ナトリウム溶液をメスシリンダーでとり，**表Ⅱ-4**のように混合して酢酸緩衝溶液を調製し，pHを測定する．
	②希釈緩衝溶液のpH
	①の測定で調製したNo.4の緩衝溶液を**表Ⅱ-5**のように希釈してpHを測定する．

表Ⅱ-4　緩衝溶液の調製方法

緩衝溶液 No.	1	2	3	4	5
0.1mol/l 酢酸溶液 /ml	10	20	50	60	40
0.1mol/l 酢酸ナトリウム溶液 /ml	40	30	50	40	10
混合比 (C_s/C_a)	4	1.5	1	0.67	0.25

試薬は50mlおよび100mlメスシリンダーで採取する

表Ⅱ-5　希釈緩衝溶液の調製方法

希釈緩衝溶液	A	B	C	D	E
緩衝溶液 /ml	25	10	5	2.5	0.5
水 /ml	25	40	45	47.5	49.5
希釈倍数	2	5	10	20	100

緩衝溶液は5mlおよび2.5mlが5mlのメスピペットで，0.5mlが1mlのメスピペットで採取する．他はメスシリンダーで採取する

③緩衝溶液の緩衝能力

100ml ビーカーを4個用意し，2個のビーカーには①の測定で調製したNo.3の緩衝溶液を40ml ずつメスシリンダーでとる．また，残りの2個のビーカーには精製水を40ml ずつとる．

↓

緩衝溶液が入った片方のビーカーにpH電極を挿入しpHを測定する．次いで，緩衝溶液にメスピペットで塩酸溶液を2ml ずつ合計で10ml加える．このとき塩酸溶液2ml を加えるごとにpHを測定する．

↓

緩衝溶液が入ったもう一方のビーカーにpH電極を挿入しpHを測定する．ここにメスピペットで水酸化ナトリウム溶液を2ml ずつ合計で10ml加える．このとき水酸化ナトリウム溶液2ml を加えるごとにpHを測定する．

↓

精製水についても緩衝溶液の場合と同様に操作し，塩酸溶液および水酸化ナトリウム溶液の添加によるpH変化を測定する．

以上の操作を**図Ⅱ-15**にまとめて示す．

結果

個人で実施

①5種類の緩衝溶液のpHを記録し，片対数方眼紙にpHと混合比（C_s/C_a）との関係を図示する．

②希釈緩衝溶液pHと希釈倍数の関係を記録し，希釈倍数とpHとの関係を図示する．

③酸およびアルカリの添加量と緩衝溶液pHとの関係を記録し，酸・アルカリ添加量とpHとの関係を同一図上に図示する．

図Ⅱ-15 緩衝溶液の酸・アルカリ添加による pH 変化の測定操作方法

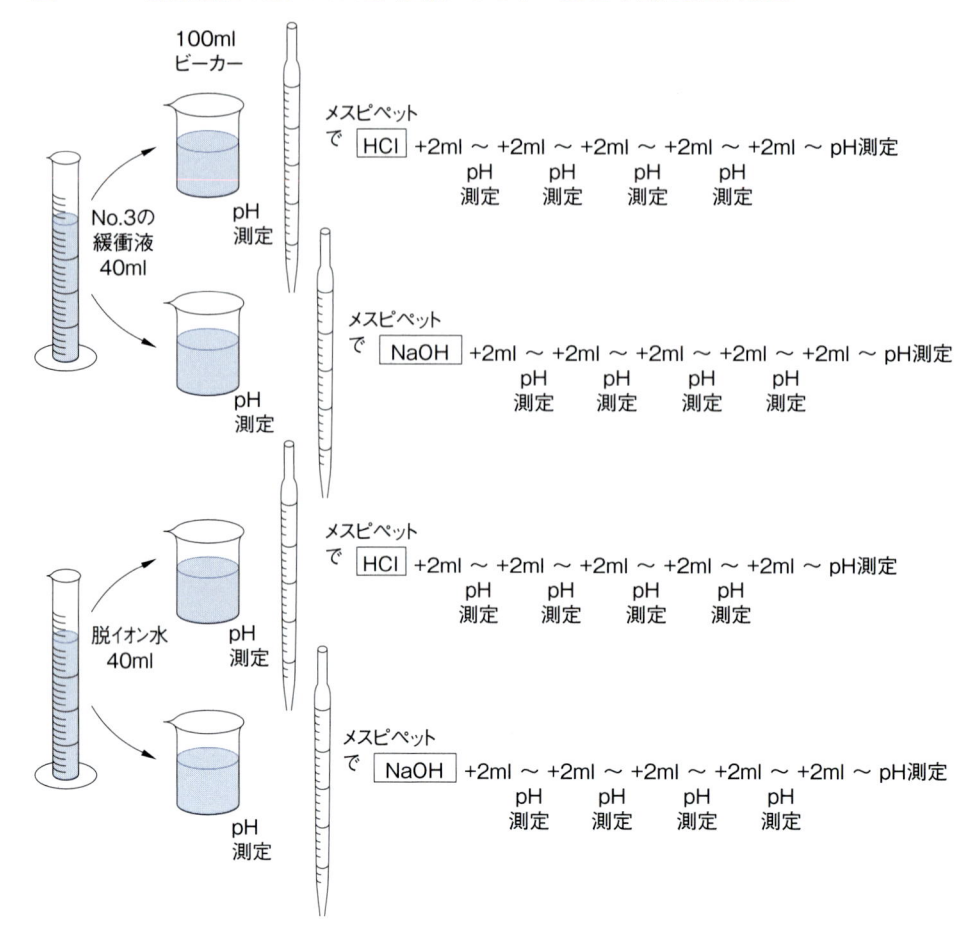

①～③の結果の図示では，データは座標軸を方眼紙に**図Ⅱ-16** のようにとり，プロットする．

図Ⅱ-16 結果の表示

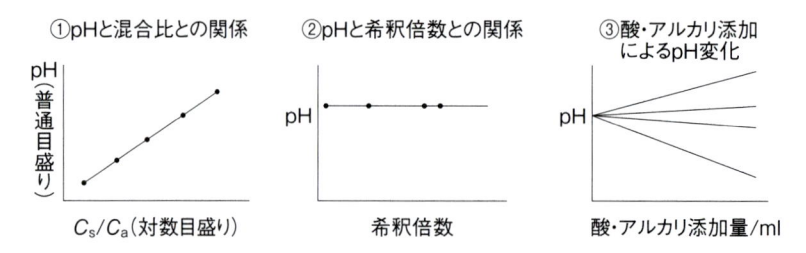

① pH と混合比との関係
② pH と希釈倍数との関係
③ 酸・アルカリ添加による pH 変化

考察 個人で実施

① 緩衝溶液の pH 計算式の妥当性について．
② 希釈による緩衝溶液 pH の変化について．
③ 緩衝溶液と水の酸・アルカリに対する作用の違いについて．

文献
1) 理化学辞典（第5版）．岩波書店，1998，284．

（鈴木優治）

3 pH指示薬の変色の性質

目的

pH指示薬の性質を調べる．

事前準備

個人で実施
① pH指示薬によるpH測定の特徴について調べる．
② pH指示薬の種類について調べる．
③ 吸収光と余色について調べる．
④ pH指示薬を用いた臨床検査法について調べる．

実習目標

① pH指示薬を用いてpH測定ができる．
② いくつかのpH指示薬の変色域がわかる．
③ pH指示薬によるpH測定の原理がわかる．

検討課題

個人で実施
① 酸性色素，塩基性色素とは何か．
② 発色団，助色団とは何か．
③ pH指示薬の蛋白誤差とは何か．
④ pH指示薬の塩誤差とは何か．
⑤ pH指示薬の溶媒誤差とは何か

原理　pH指示薬はpHにより変色するため，pHの測定に応用されている．臨床検査領域では，pH指示薬はpHの測定に加え，尿蛋白質や血清アルブミンなどの測定にも応用されている．**表Ⅱ-6**に示すようにpH指示薬として多くの化合物が知られており，pHの測定が可能なpH範囲，すなわち変色域はpH指示薬により異なる．

pH指示薬は酸または塩基であり，解離型分子と非解離型分子の色調（吸収スペクトル）が異なる特性を有している．pH指示薬が酸であるとして，この物質がpHの測定に応用できることを以下に述べる．

pH指示薬は溶液中でpHに応じて解離する．

$$HD \rightleftarrows H^+ + D^-$$

ここで，HD分子は非解離型分子，D^-イオンは解離型分子であり，両分子の色調は異なるとする．この化学平衡に質量作用の法則を適用すると，

表II-6 臨床検査で使用される主なpH指示薬

pH指示薬	変色域	酸性色～アルカリ性色	pK_a*
ブロムフェノールブルー (BPB)	3.0～4.6	黄色～青色	3.85
ブロムクレゾールグリーン (BCG)	3.8～5.4	黄色～青色	4.66
メチルオレンジ (MO)	3.1～4.4	赤色～橙黄	3.46
メチルレッド (MR)	4.2～6.3	赤色～黄色	5.00
ブロムクレゾールパープル (BCP)	5.2～6.8	黄色～青色	6.12
ブロムチモールブルー (BTB)	6.0～7.6	黄色～青色	7.10
フェノールレッド (PR)	6.8～8.4	黄色～赤色	7.81
フェノールフタレイン	8.3～10.0	無色～紅色	8.70

*イオン強度0.1のときの値

$$\frac{[H^+][D^-]}{[HD]} = K_a$$

K_aは解離定数を表し，物質に固有の定数であり，温度によってのみ変化する．この式の両辺の対数をとり，整理する．

$$\log([H^+][D^-]) = \log(K_a[HD])$$

$$\log[H^+] + \log[D^-] = \log K_a + \log[HD]$$

$$\log\frac{[HD]}{[D^-]} = pK_a - pH \quad \cdots\cdots\cdots\cdots\cdots\cdots\cdots\cdots\cdots\cdots (1)$$

ここで，pK_aは解離指数と呼ばれ，$pK_a = -\log K_a$であり，pH指示薬ごとに固有の値となる．左辺の対数内の[HD]／[D⁻]比は色調の異なる分子の濃度比であり，非解離型分子と解離型分子を混合したときの色調を表す．すなわち，酸性色分子である[HD]がほとんどであれば，HD分子の色調となり，アルカリ性色分子である[D⁻]がほとんどであれば，D⁻イオンの色調となる．[HD]と[D⁻]の両者が共存するならば，HD分子とD⁻イオンの混合色となる．

図II-17はブロムクレゾールグリーン（BCG）のpH2.0，4.6，9.2における吸収スペクトルであり，吸収スペクトルはpHにより著しい変化を示す．BCGの変色域は3.8～5.4であり，pH2.0では，すべての分子は非解離型（HD）で存在し，その色調は黄色である．一方，pH9.2では，すべての分子は解離型（D⁻）で存在し，その色調は青色である．非解離型と解離型の両分子が共存するpH4.6では，その色調は"黄色＋青色"で緑色となる．

図Ⅱ-17　BCGの吸収スペクトル（対照：水）

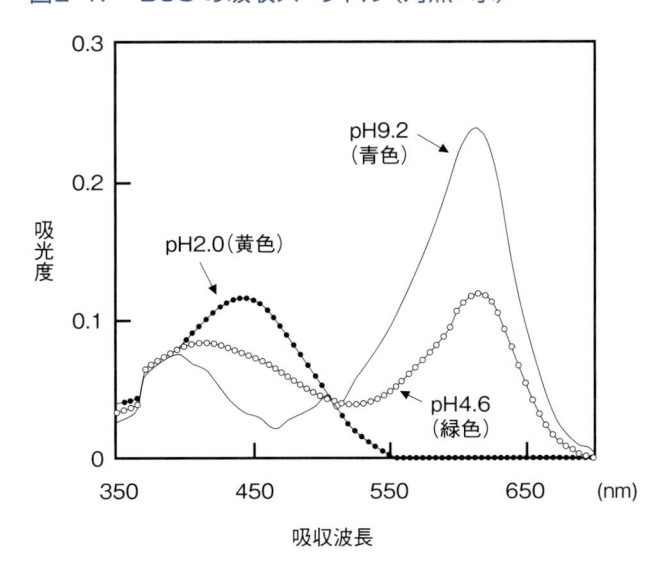

pK_aは各pH指示薬に固有の定数なので，pH指示薬の色調を表す[HD]/[D⁻]比は（1）式から明らかなようにpHのみの関数になる．pHが低下すれば右辺の値は増加するので，左辺の[HD]が増加する．一方，pHが上昇すれば右辺の値は減少するので，左辺の[D⁻]が増加する．すなわち，pHの変化はpH指示薬の色調変化をもたらす．したがって，pHとpH指示薬の色調との関係を標準色調表としてあらかじめ準備しておけば，溶液pHはpH指示薬を加えたときの色調と標準色調表との比較から測定することができる．

この目視によるpH測定は，ヒトでは±0.2程度の誤差で実施できるといわれている．pH指示薬により測定できるpH範囲は，pH指示薬の"変色範囲"と呼ばれる．pH指示薬の変色範囲とは，pHが変化するとき肉眼で検知できる変色を起こすpH範囲を意味する．肉眼で検知できる変色は[HD]/[D⁻]比がおおむね1/10〜10/1の範囲といわれている．したがって，この値を（1）式に代入すると，変色範囲は次のようにおおむね$pK_a \pm 1$となる．

■ 変色範囲の上限pH

$$pH = pK_a - \log(1/10) = pK_a + 1$$

■ 変色範囲の下限pH

$$pH = pK_a - \log(10/1) = pK_a - 1$$

器具

個人用
- 中試験管　10本
- メスピペット（5ml）　2本
- メスピペット（10ml）　2本
- メスピペット（1ml）　1本
- 分光光度計　1台／グループ
- 色エンピツ　1セット

・ピペット台　1台

試薬

10グループ用（学生が調製）

① 0.1mol/l クエン酸溶液

　クエン酸（分子量192.1）57.6gを水に溶解し3,000mlとする．

② 0.2mol/l リン酸水素2ナトリウム溶液

　リン酸水素2ナトリウム2水和物（$Na_2HPO_4 \cdot 2H_2O$，分子量178.0）106.8gを水に溶解し3,000mlとする．

③ 0.1mmol/l BCG溶液

　BCG（分子量698，構造は**図Ⅱ-18**）70mgをエタノール10mlによく溶解し，水で希釈し1,000mlとする．

図Ⅱ-18　BCGの分子構造

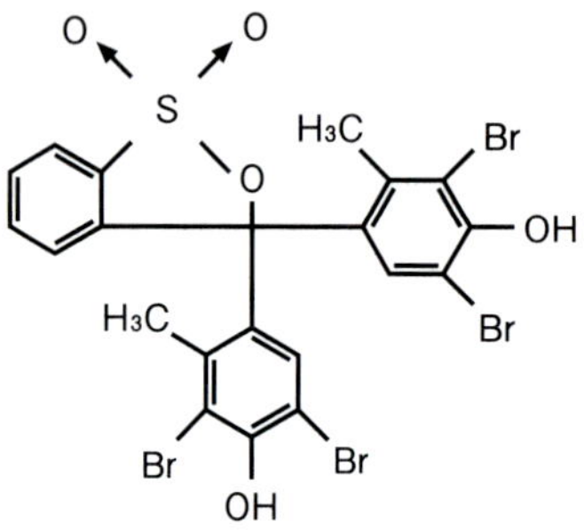

操作方法

個人で実施

① pHの異なるクエン酸／リン酸水素2ナトリウム緩衝溶液を**表Ⅱ-7**に従って調製する．

② 緩衝溶液が入った各試験管にBCG溶液を1.0mlずつ加え，よく混和する．

③ 各試験管内の溶液の色調を色エンピツで記録する．

④ 各試験管の吸光度を水を対照として615nmおよび440nmで測定する．

表Ⅱ-7　緩衝溶液の調製方法

試験管 No.	0.1mol/l クエン酸溶液 /ml	0.2mol/l Na_2HPO_4 溶液 /ml	pH
1	7.15	2.85	3.40
2	6.45	3.55	3.80
3	5.86	4.14	4.20
4	5.33	4.68	4.60
5	4.85	5.15	5.00
6	4.43	5.58	5.40
7	3.96	6.04	5.80
8	3.39	6.61	6.20
9	2.73	7.27	6.60
10	0	10.00	9.17

結果

個人で実施

① BCG の色調と pH との関係を図示する．
② 各試験管の吸光度と pH との関係を図示する．
③ 下式を用いて BCG の pK_a を計算する．

$$pK_a = pH + \log\frac{[HD]}{[D^-]} = pH + \log\frac{E_\infty - E_P}{E_P} \qquad (2)^*$$

〔E_∞：試験管 No.10 の吸光度（615nm），E_P：任意の pH の試験管の吸光度（615nm）〕

考察

個人で実施

① BCG の変色範囲について．
② [HD]/[D$^-$] 比（$=(E_\infty - E_P)/E_P$）と pH との関係について．
③ 615nm と 440nm の吸光度と色調との関係について．

文献
1) 三村邦裕ほか：臨床検査学講座／検査機器総論．医歯薬出版，2005, 82.
2) 理化学辞典（第5版）．岩波書店，1998, 688.
3) 吉村壽人ほか：新版 pH の理論と測定法．丸善，1968, 74.
4) 奥谷忠雄ほか：基礎教育 分析化学．東京教学社，2000, 43.

（鈴木優治）

---

*(2) 式の誘導

溶液中の BCG 濃度を C，解離型分子の 615nm におけるモル吸光係数を ε，615nm における溶液の吸光度を E_P とすると，次式が成り立つ．

$E_P = \varepsilon[D^-] \rightarrow [D^-] = E_P/\varepsilon$

pH を高めていくと，すべての BCG 分子は解離型分子になる．このときの 615nm における溶液の吸光度を E_∞ とすると，次式が成り立つ．

$E_\infty = \varepsilon[D^-] = \varepsilon C \rightarrow C = E_\infty/\varepsilon$

これらの結果から，[HD] は測定により得られた E_P および E_∞ で次のよう表される．

$[HD] = C - [D^-] = E_\infty/\varepsilon - E_P/\varepsilon$

(1) 式の [HD] および [D$^-$] にこれらの結果を代入すると，次式が得られる．

$$\log\frac{[HD]}{[D^-]} = \log\frac{E_\infty - E_P}{E_P} = pK_a - pH$$

4 中和反応の滴定曲線の作成

目的

中和反応の滴定曲線を作成する．
（中和反応溶液における pH 変化を pH メータで調べる．）

事前準備　　個人で実施

①酸および塩基とは何か．
②中和反応とは何か．
③中和点とは何か．
④当量点とは何か．
⑤規定濃度とは何か．
⑥標定とは何か．
⑦化学容量器の標準温度とは何か．

実習目標

① pH メータが使用できる．
②中和滴定の原理がわかる．
③酸・アルカリの濃度を中和滴定で求められる．
④化学容量器が使用できる．

検討課題　　個人で実施　　（「Ⅰ-10　実習に必要な理論と公式」(p.46) 参照）

①市販濃硫酸から，1 規定の硫酸溶液 1,000ml を調製するには市販濃硫酸は何 ml 必要か (p.79 **表Ⅱ-3** 参照)．
②濃度未知の塩酸溶液 25ml を 1 規定の水酸化ナトリウム溶液で滴定したところ，当量点に達するまでに 18.20ml を必要とした．塩酸溶液の規定濃度はいくらか．
③ 0.1mol/l 塩酸溶液 25ml に 0.1mol/l 水酸化ナトリウム 10ml および 30ml を滴下したとき，溶液中の水素イオン濃度はそれぞれいくらか．
④ 0.1mol/l 酢酸溶液 25ml に 0.1mol/l 水酸化ナトリウム 10ml および 25ml を滴下したとき，溶液中の水素イオン濃度はそれぞれいくらか．

原理

酸をアルカリで滴定していくと，溶液中の水素イオン濃度が減少し，pH は変化する．このときの溶液 pH を pH メータにより測定し，滴定量と pH との関係を図示したものが滴定曲線である．滴定曲線は滴定される酸とアルカリの組合せにより異なる．

■ 塩酸溶液を水酸化ナトリウム溶液で滴定するとき

塩酸溶液に水酸化ナトリウム溶液を滴下していくと，塩酸に由来する水素イオンは水酸化物イオンと反応し水を生成する．その結果，溶液中の水素

イオン濃度は徐々に減少し，pH は上昇する．0.1mol/l 塩酸溶液 V ml に 0.1mol/l 水酸化ナトリウム溶液 x ml を滴下すると，溶液 pH は次のように変化する．

1. $V > x$ の領域

溶液 pH は $V > x$ の領域では塩酸に由来する水素イオン濃度により決まる．

$$[H^+] = \left(\frac{0.1V}{1,000} - \frac{0.1x}{1,000} \right) \times \frac{1,000}{V + x} = \frac{0.1(V - x)}{V + x}$$

$$pH = -\log \frac{0.1(V - x)}{V + x}$$

2. $V = x$ の領域（当量点）

塩酸に由来する水素イオンはすべてが水酸化物イオンと反応し水となる．そのため，溶液中には水の解離により生成する水素イオンだけになるので，$[H^+] = 10^{-7}$mol/l, pH = 7.0 になる．

当量点の前後では，わずかの水酸化ナトリウム溶液の添加により pH の飛躍が起こる．

3. $V < x$ の領域

溶液 pH は水酸化ナトリウムに由来する水酸化物イオン濃度により決まる．

$$[OH^-] = \frac{0.1(x - V)}{V + x} \quad \text{……過剰になった水酸化物イオン濃度}$$

$$pH = 14 - pOH = 14 - (-\log[OH^-]) = 14 - \left(-\log \frac{0.1(x - V)}{V + x} \right)$$

図Ⅱ-19 に塩酸の水酸化ナトリウム溶液による滴定曲線を示す．

図Ⅱ-19　0.1mol/l HCl の 0.1mol/l NaOH による滴定曲線

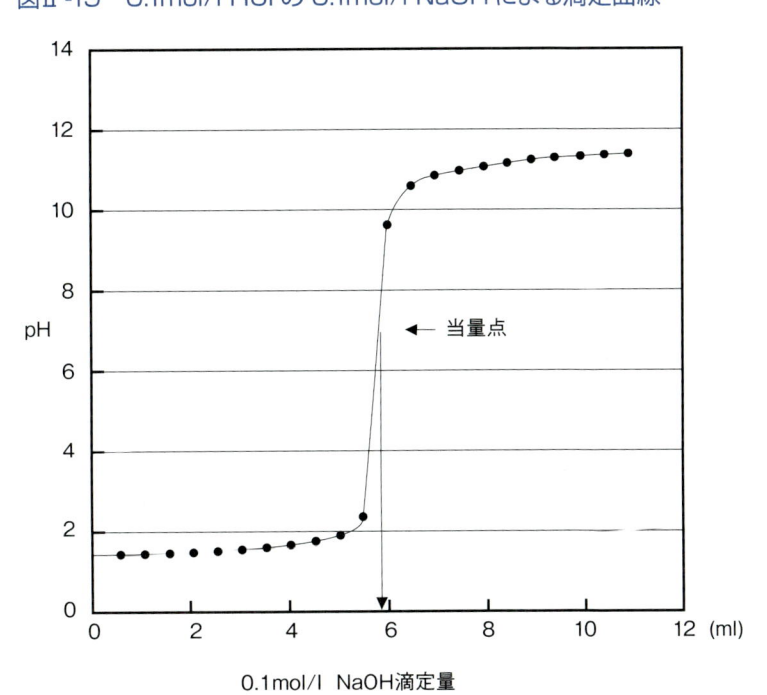

■ 酢酸溶液を水酸化ナトリウム溶液で滴定するとき

酢酸溶液を水酸化ナトリウム溶液で滴定していくと，酢酸が中和反応を起こし酢酸ナトリウムが生成する．弱酸である酢酸とその塩である酢酸ナトリウムが共存すると，酢酸緩衝溶液となる．水酸化ナトリウム溶液を滴下していくに従って，溶液中の酢酸が減少し，酢酸ナトリウムが増加するので，この溶液 pH は弱酸とその塩の混合比を連続的に変化させたときに示す緩衝溶液 pH に相当する．

0.1mol/l 酢酸溶液 V ml に 0.1mol/l 水酸化ナトリウム溶液 x ml を滴下したときの溶液 pH は次のようになる．

1. $V > x$ の領域

溶液中に残る酢酸濃度，生成した酢酸イオン濃度および溶液 pH は次のようになる．

$$[CH_3COOH] = \frac{0.1(V-x)}{V+x}$$

$$[CH_3COO^-] = \frac{0.1x}{V+x}$$

$$pH = pK_a + \log \frac{C_s}{C_a} = pK_a + \log \frac{[CH_3COO^-]}{[CH_3COOH]} = pK_a + \log \frac{x}{V-x}$$

2. $V = x$ の領域（当量点）

すべての酢酸は酢酸ナトリウムに変化する．この物質は加水分解するため，当量点における溶液 pH は下記のようになり，pH7.0 にはならない．当量点の前後では，わずかの水酸化ナトリウム溶液の添加により pH の飛躍が起こる．

$$pH = \frac{1}{2}(14 + pK_a + \log C)$$

ここで，C は $0.1\text{mol/l} \times \dfrac{V}{1000} \times \dfrac{1000}{2V} = 0.05\text{mol/l}$

3. $V < x$ の領域

溶液 pH は水酸化ナトリウムに由来する水酸化物イオン濃度により決まる．過剰に加えられた水酸化物イオン濃度は次のようになる．

$$[OH^-] = \frac{0.1(x-V)}{V+x}$$

$$pH = 14 - pOH = 14 - (-\log[OH^-]) = 14 - \left(-\log \frac{0.1(x-V)}{V+x}\right)$$

器具 1グループ（4人）用

- ビーカー（100ml）　2個
- ホールピペット（25ml）　2本
- ビュレット（50ml）　1本
- ロート　1個
- 三角フラスコ（100ml）　3個
- pHメータ　1台

・ピペット台　1台

試薬

10グループ用（学生が調製）

① 0.1mol/l 塩酸溶液：市販濃塩酸（HCl，比重1.19，濃度37％，分子量36.5）8.3mlを水で希釈し1,000mlにする．

② 0.1mol/l 酢酸溶液：市販酢酸（CH_3COOH，比重1.05，濃度99％，分子量60.05）5.8mlを水で希釈し1,000mlとする．

③ 0.1mol/l 水酸化ナトリウム溶液：水酸化ナトリウム（NaOH）4.0gをとり，水に溶解し1,000mlとする．

操作方法

グループで実施

100mlビーカーにホールピペットで三角フラスコから塩酸または酢酸を25mlとり，pH電極を挿入し，滴定前のpHを記録する．ここにビュレットで水酸化ナトリウム溶液を0.5mlずつ滴定し，滴定量が30mlになるまで，そのつどpHを記録する．

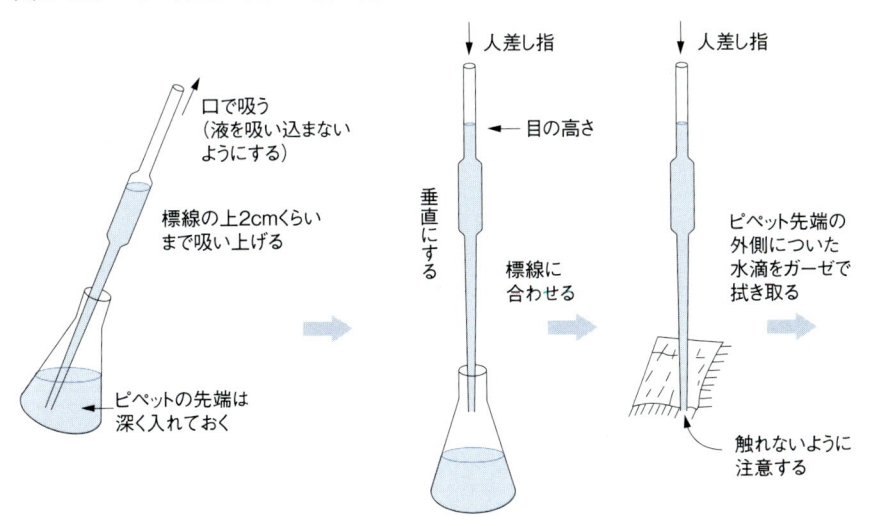

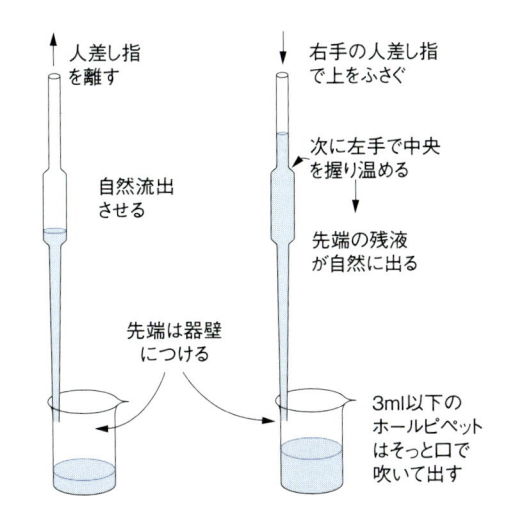

ホールピペットおよびビュレットの使い方を図Ⅱ-20，-21に示す．

図Ⅱ-20　ホールピペットの使い方

図Ⅱ-21 ビュレットの使い方

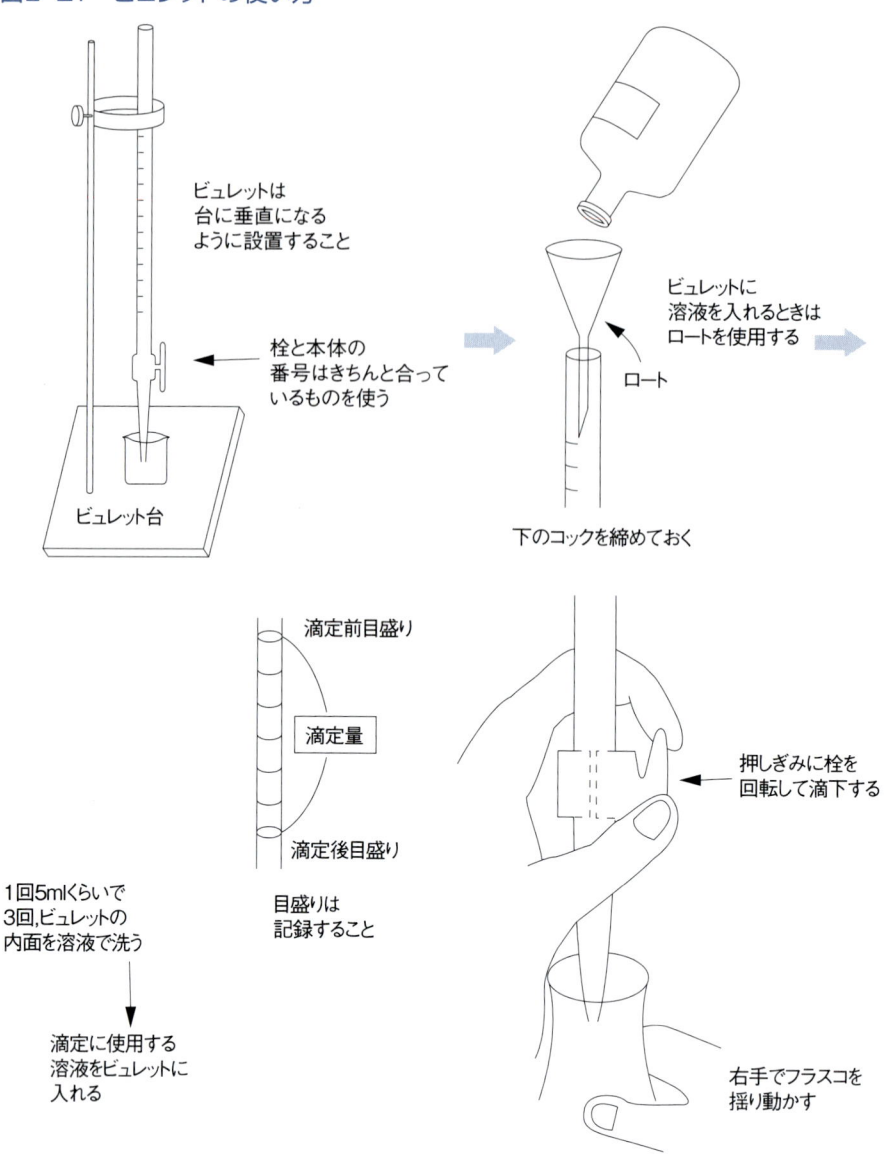

結果 個人で実施

①塩酸および酢酸を水酸化ナトリウムで滴定したときの pH 変化を計算する．

②滴定量と pH の計算値および実測値との関係を同一グラフ用紙上にプロットする．

考察 個人で実施

①強酸および弱酸の滴定曲線の違いについて．

②当量点付近の pH 変化の特徴について．

③中和反応の速度について．

文献
1) 理化学辞典（第5版）．岩波書店，1998, 889.

（鈴木優治）

II
実習項目と解説

4 攪拌機を用いる実習

1 均一な混濁溶液の調製

目的

攪拌機を用いて，均一な3％スキムミルク溶液を調製する．

実習準備

①攪拌装置の種類と特徴について調べる．
②マグネチックスターラの構造について調べる．

実習目標

①攪拌機を適切に使用できる．
②攪拌機を用いて均一な混濁溶液を調製することができる．

検討課題

①"均一な混濁溶液"とはどのような状態のことか．
②均一な混濁溶液を調製するための攪拌機の最適回転速度はどれくらいか．

原理 スキムミルクは顆粒状の粉末試薬であり，ウエスタンブロッティングのブロッキング剤としてよく用いられる．攪拌機（マグネチックスターラ）を用いてスキムミルクを水に溶解し均一な混濁溶液を調製する．マグネチックスターラの本体内部のモータに取りつけられた棒状永久磁石が水平回転すると，その上部の天板に置かれたビーカー中の攪拌子も同じく回転を始める．この攪拌子がスクリューのように水とスキムミルク粉末を攪拌し溶解する．

器具	・ビーカー（200ml）　10 個 ・メスシリンダー（100ml）　10 個 ・マグネチックスターラ　10 台 ・攪拌子　10 個 ・磁石棒　5 個 ・化学天秤　4 台
試薬	①スキムミルク粉末（250g）　1 袋
操作方法	①化学天秤でスキムミルク粉末 3 g を秤量しておく． ②メスシリンダーで水 100ml をとり，ビーカーに移す． ③マグネチックスターラの電源を入れる前に，速度調節器はゼロとしておく． ④攪拌子をビーカーに静かに入れ，マグネチックスターラの上にのせて電源スイッチを入れる． ⑤速度調節器をゼロから徐々に上げ，溶液が渦を巻きながら回転するように速度を加減し，秤量したスキムミルク粉末を静かにビーカー内に入れて攪拌する． ⑥完全に溶解して均一な状態になったら，速度調節器を徐々にゼロにして攪拌子の回転を止める． ⑦回転が完全に止まったのを確認し，磁石棒を用いて溶液中の攪拌子をビーカー外から引きつけて移動させながら取り出す． ⑧使用後はマグネチックスターラの電源スイッチを切る．
結果	①スキムミルクを混和後および攪拌後の溶液の状態を記録する． ②スキムミルクの水に対する溶解性を記録する．
考察	①攪拌目的や容器の形状に応じた攪拌装置にはどのようなものがあるか． ②攪拌機と振盪機の相違点は何か． ③マグネチックスターラには加熱装置や冷却装置が取りつけられているタイプもあるが，どのような場合に用いられるか． ④スキムミルクがウエスタンブロッティングのブロッキング剤としてよく用いられる理由は何か．

速度調節器が作動している状態の場合，電源を入れた瞬間に攪拌子が回転を始めて，溶液が周囲に飛び散るおそれがある．

文献
1) 三村邦裕ほか：臨床検査学講座／検査機器総論 (第 2 版)．医歯薬出版，2005, 54.
2) 岡田雅人・宮崎香編：改訂タンパク質実験ノート　下 (第 2 版)．羊土社，1999, 26.

（藤田清貴・阿部雅仁）

5 恒温槽および遠心機を用いる実習

1 酵素反応速度と温度

目的

アルカリホスファターゼ活性を Bessey-Lowry 法で測定するとともに，反応温度を変化させ，酵素反応速度と温度の関係を調べる．

実習準備

Michaelis-Menten（ミカエリス・メンテン）の式と Lineweaver-Burk（ラインウィーバー・バーク）の式について調べる．

実習目標

反応条件，特に採液量，反応温度，反応時間を正確にした操作が迅速にできる．

検討課題 グループ班で行う

基質濃度の相違，反応温度の相違，緩衝液の相違，pH の相違，補酵素や補因子の有無は，酵素反応速度にどのように影響を与えるか．

原理
4-ニトロフェニルリン酸を基質としてアルカリホスファターゼを反応させると，無機リン酸と 4-ニトロフェノールが産生する．酵素反応後アルカリ液（NaOH）を加えると，酵素反応が停止するとともに 4-ニトロフェノールが比色可能な黄色となる．

器具
- 三角フラスコ（100ml） 3個（教員1個）
- 共栓メスシリンダー（1,000ml） 4個（10人で1個）
- メスピペット（20ml） 6本（20人で3本）
- メスピペット（10ml） 22本（2人で1本+教員2本）
- メスピペット（5ml） 40本（2人で2本）
- メスピペット（1ml） 20本（2人で1本）
- ホールピペット（5ml） 1本（教員）

- 駒込ピペット（5ml） 4本（20人で2本）
- 安全ピペッタ 20個（2人で1個）
- メスフラスコ（1,000ml） 1個（教員）
- メスフラスコ（100ml） 2個（教員）
- メスフラスコ（50ml） 4個（20人で2個）
- マイクロピペット（10〜100μl） 20本（2人で1本）
- マイクロピペット（100〜1,000μl） 20本（2人で1本）
- マイクロピペットチップ（青） 80本（各自2本）
- マイクロピペットチップ（黄） 80本（各自2本）
- 小試験管（10ml） 561本 （各自14本＋教員1本）
- スターラ
- スターラバー
- 恒温槽
- ディスポーザブルプラスチックセル
- 比色計

試薬

- グリシン（特級） 0.75g＜25g（富士フイルム和光純薬株式会社）＞
- $MgCl_2 \cdot 6H_2O$（特級） 0.0203g＜25g（富士フイルム和光純薬株式会社）＞
- クロロホルム（特級） 1ml＜500ml（富士フイルム和光純薬株式会社）＞
- 4-ニトロフェニルリン酸二ナトリウム（特級） 200mg＜1g（富士フイルム和光純薬株式会社）＞
- 4-ニトロフェノール（特級） 0.139g＜25g（富士フイルム和光純薬株式会社）＞
- 1mol/l NaOH液：（容量分析用） 80ml＜500ml（富士フイルム和光純薬株式会社）＞
- 1mol/l HCl液：（容量分析用） 少量＜500ml（富士フイルム和光純薬株式会社）＞
- アルカリホスファターゼ：20U/μl（約10mg/ml） 容量50μl
  ＜11097075001 Alkaline Phosphatase, calf intestinal phosphatase, cip（シグマ アルドリッチ ジャパン合同会社）＞

調製試薬

① 0.1mol/l グリシン緩衝液（pH10.5）（教員が作製）：グリシン0.75gおよび$MgCl_2 \cdot 6H_2O$ 0.0203gを秤量して100mlの三角フラスコに入れる．これを約70mlの精製水に溶かす．これに10mlのメスピペットを用いて1mol/l NaOH 8.5mlを加え，pHメータでpHを測定し（スターラで混ぜる），酸またはアルカリでpHを調整する．これを100mlのメスフラスコに移す．さらに10mlの精製水で2回，三角フラスコ内を洗い，その液をメスフラスコに移す．最後に精製水で100mlの標線にメスアップし，栓をして転倒混和する．

② 基質原液（グループ班：20名で作製）：4-ニトロフェニルリン酸二ナトリウム200mgを50mlのメスフラスコに入れ，約30ml精製水で溶

かす．精製水で 50ml の標線にメスアップし，栓をして転倒混和する．

③ 基質緩衝液（グループ班：20名で作製）：20ml のメスピペットを用い，②液 25ml を 50ml のフラスコにとり，①液で 50ml の標線にメスアップし，栓をして転倒混和する．

④ 10mmol/l 4-ニトロフェノール標準液（原液）（教員が作製）：4-ニトロフェノール 0.139g を秤量して 100ml メスフラスコに入れる．約 50ml の精製水で溶かして 100ml 標線にメスアップし，栓をして転倒混和する．

⑤ 0.05mmol/l 4-ニトロフェノール標準液（使用液）（教員が作製）：5.0ml のホールピペットを用い，④の原液 5.0ml を 1,000ml のメスフラスコにとり，0.02mol/l NaOH で 1,000ml とする．

⑥ 0.02mol/l NaOH 液（グループ班：10名で作製）：20ml のメスピペットを用い，1mol/l NaOH 液 20ml を 1,000ml 共栓メスシリンダーに入れる．次いで，精製水で標線までメスアップし，栓をして転倒混和する．

⑦ 酵素液（教員が作製）：アルカリホスファターゼ 10μl をマイクロピペットで採取し，小試験管に入れる．これに 0.1mol/l グリシン緩衝液を 10ml のメスピペットを用いて 7ml 入れ，転倒混和する．

操作

学生個人で行う

＜検量線の作成＞

下表のように，6本の試験管に使用標準液および 0.02mol/l NaOH をとり，よく混合したのち，精製水を対照として各管の吸光度を 410nm で測定し，検量線をつくる．

試験管 No.	使用標準液* (ml)	0.02mol/l NaOH* (ml)	4-ニトロフェノール (μmol)	Bessey-Lowry 単位
1	0.5	5	0.025	3
2	1	4.5	0.05	6
3	2	3.5	0.1	12
4	3	2.5	0.15	18
5	4	1.5	0.2	24
6	5	0.5	0.25	30

*5ml メスピペット

注：Bessey-Lowry 単位は，血清 1l により 1 時間に遊離する 4-ニトロフェノールの量が 1mmol の場合を 1 単位としている．本試験の使用血清は 0.05ml，反応時間は 10 分であるから，各管の 4-ニトロフェノールの μmol 数を 120 倍すれば Bessey-Lowry 単位が得られる．国際単位 (U/l) は本単位の 16.7 倍に相当する

<酵素活性測定の基本操作>

試験管	検体用	盲検用
基質緩衝液	0.5ml*	0.5ml*
	37℃の恒温槽に入れ，5分間，予備加温する	
酵素液	50μl*	——
精製水	——	50μl*
	ただちに37℃の恒温槽に入れ，正確に10分間反応させる	
0.02mol/l NaOH	5ml**	5ml**
	盲検を対照として，410nmで検体の吸光度を測定する	

*マイクロピペット，**10mlのメスピペット

<酵素活性と温度の関係>

上述の基本操作をもとに，反応温度を水温，37℃，50℃，60℃と変えて酵素活性を測定する．

結果　学生個人で行う

①検量線を作成する．
②各反応温度と酵素活性との関係をグラフに書く．

考察　グループ班で行う

基本操作（37℃，10分間反応）で1℃の誤差があると，活性値で何％の誤差となるか．至適温度はおよそ何度か．

文献
1）斎藤正行ほか編：臨床化学分析Ⅳ　酵素．東京化学同人，1972，96～100．

（下村弘治）

2 血清からの蛋白質の除去

目的
ホリン・ウ（Folin-Wu）法とトリクロロ酢酸法により除蛋白操作を行う．

実習準備
①溶媒中に存在する蛋白質の分子の荷電状態とpHとの関係を調べる．
②蛋白質を沈殿させる手段である水和水除去の方法と，イオン反応の方法について調べる．

実習目標
①試薬調製が適切にできる．
②ホリン・ウ（Folin-Wu）法とトリクロロ酢酸法による蛋白質の除去（除蛋白）ができる．

検討課題　グループ班で行う
①主な除蛋白法の特徴を調べる．
②除蛋白の上清を用いてできる定量分析とできない定量分析は何か．
③除蛋白上清を用いて定量分析できない理由は何か．

原理

＜ホリン・ウ (Folin-Wu) 法＞
タングステン酸ナトリウム溶液は WO_4^{2-} の陰イオンを生じる．これが硫酸酸性下で陽電荷を帯びた蛋白分子と作用して沈殿を生ずる．

＜トリクロロ酢酸法＞
トリクロロ酢酸の強酸性下では，陽電荷の蛋白分子に CCl_3COO^- が作用して沈殿を生ずる．

器具

- 共栓メスシリンダー（100ml）　10個（4人で1個）
- 共栓メスシリンダー（50ml）　6個（10人で1個＋教員2個）
- 三角フラスコ（50ml）　11個（4人で1個＋教員1個）
- メスピペット（10ml）　15本（4人で1本＋10人で1本＋教員1本）
- メスピペット（5ml）　10本（4人で1本）
- メスピペット（2ml）　10本（4人で1本）
- メスピペット（1ml）　20本（4人で2本）
- 駒込ピペット（5ml）　10本（4人で1本）
- マイクロピペット（100～1,000μl）　20本（2人で1本）
- マイクロピペットチップ(青)　80本（各自2本）
- 安全ピペッタ　20個（2人で1個）

- 中試験管（16.5mm × 165mm）　80 本（各自 2 本）
- スピッツ管（16.5mm × 100mm）　40 本（各自 1 本）
- 濾紙（東洋濾紙 No.6, 90mm）　40 枚（各自 1 枚）
- 万能試験紙　pH 0 ～ 14（東洋濾紙）
- ロート（直径 60mm）　40 個（各自 1 個）
- 遠心機
- ミキサー

試薬

- タングステン酸ナトリウム液：$Na_2WO_4 \cdot 2H_2O$（特級）　5g
  ＜25g（富士フイルム和光純薬株式会社）＞
- トリクロロ酢酸（特級）　25g ＜25g（富士フイルム和光純薬株式会社）＞
- 硫酸（比重 1.84）特級　10ml ＜500g（富士フイルム和光純薬株式会社）＞

調製試薬

＜ホリン・ウ (Folin-Wu) 法＞

① 100g/l タングステン酸ナトリウム液（教員が作製）：$Na_2WO_4 \cdot 2H_2O$ の 5g を秤量し，50ml の三角フラスコに入れる．これを約 10ml の精製水に溶かして，50ml の共栓メスシリンダーに移す．さらに約 10ml の精製水で 2 回，三角フラスコ内を洗い，その液を共栓メスシリンダーに移す．最後に精製水で 50ml の標線にメスアップし，栓をして転倒混和する．

② 0.33mol/l 硫酸液（グループ班：4 名で作製）：50ml の三角フラスコにあらかじめ 10ml ほどの精製水を入れる．これに 2ml のメスピペットを用いて硫酸（比重 1.84）1.83ml を混和しながら少しずつ加える．これを 100ml の共栓メスシリンダーに移す．さらに，約 10ml の水で 2 回，三角フラスコ内を洗い，その液を共栓メスシリンダーに移す．最後に精製水で 100ml の標線にメスアップし，栓をして転倒混和する．

＜トリクロロ酢酸法＞

① 500g/l トリクロロ酢酸溶液（教員が作製）：トリクロロ酢酸（特級）25g 入りの試薬ビンに約 3ml の精製水を入れて溶かし，50ml 共栓メスシリンダーに移す．さらに 5ml ほどの水で 2 回，トリクロロ酢酸の試薬ビン内を洗い，その液を共栓メスシリンダーに移す．最後に精製水で 50ml の標線にメスアップし，栓をして転倒混和する．

② 50g/l トリクロロ酢酸溶液（グループ班：10 名で作製）：①液 5ml をメスピペットでとり，50ml の共栓メスシリンダーに移す．次いで，精製水で 50ml の標線にメスアップし，栓をして転倒混和する．

操作 学生個人で行う

＜ホリン・ウ（Folin-Wu）法＞

① 血清 1ml をマイクロピペットで中試験管にとり，10ml のメスピペットで精製水 8.0ml を加え，さらに 0.33mol/l 硫酸を 1ml のメスピペットで 0.5 ml を加えて，ミキサーでよく混和する．

② 次いで，振り混ぜながら 100g/l タングステン酸ナトリウム液を 1ml のメスピペットで 0.5 ml を少しずつ加える．

③ 10 分放置後，新たな中試験管を用意し，その上にロートをのせ，さらに濾紙を敷き，濾過して濾液を得る．

＜トリクロロ酢酸法＞

① 50g/l トリクロロ酢酸溶液を 5ml のメスピペットで 4.5ml を試験管（10ml 用）にとり，試験管を振りながら血清 0.5ml をマイクロピペットでゆっくり加える．次いで，ミキサーで十分混和する．

② 10 分間放置したのち，2,500rpm で 10 分間遠心する．

結果 学生個人で行う

① 除蛋白上清または濾液を観察する．

② ホリン・ウ（Folin-Wu）法の濾液 pH を記録する．

考察 クラス全体で行う

① 除蛋白が不完全だと，分析上どんな問題が起きるだろうか．

文献
1) 藤井暢三：生化学実験法　定量編．南山堂，1969，11〜18．
2) 松村義寛：除タンパク法．臨床病理　臨時増刊特集第 22 号：113〜121，1975．
3) 坂岸良克ほか：臨床検査講座 14　臨床化学・放射性同位元素検査技術．医歯薬出版，1977，42〜45．

（下村弘治）

II 実習項目と解説

6 分光光度計を用いる実習

1 溶液の色と吸収スペクトル

目的

分光光度計を用いる分析法（分光光度法と呼ぶ）は，現在，臨床検査で最も普及している機器分析法である．この分光光度法は，着色溶液が可視光線のなかのある特定の波長の光を吸収することを利用し，その着色の原因となっている物質の濃度を定量する分析法である．そこで，分光光度法を学ぶためには，まず，その基礎となる光の色および溶液の色と波長との関係を理解することが重要となる．

本実習では，着色溶液の吸収スペクトルを作成することで，物質による光の吸収，溶液の色と光との関係，および吸収される光の量を数値として表している吸光度や透過率について学ぶことを目的とする．

実習準備

①可視光線について述べることができる．
②透過率および吸光度について述べることができる．
③吸収スペクトルおよび極大吸収波長について述べることができる．
④光の色と波長の関係，また光の色と余色の関係について述べることができる．

実習目標

①分光光度計を用いて透過率および吸光度の測定ができる．また，透過率から吸光度に変換することができる．
②分光光度計を用いて吸収スペクトルを作成し，その吸収スペクトルから極大吸収波長を求めることができる．
③着色溶液の色から，およその極大吸収波長を推定することができる．

> **検討課題**　学生個人で行う

① 分光光度計を用いて，着色溶液の透過率および吸光度を測定し，吸収スペクトルを作成する．
② 赤色溶液（塩化コバルト水溶液），青色溶液（硫酸銅水溶液），および黄色溶液（重クロム酸カリウム水溶液）の吸収スペクトルを作成し，極大吸収波長を求めて光の波長と溶液の色との関係について検討する．
③ 同様に，白色（白濁）溶液（ホルマジン水溶液）の吸収スペクトルを作成し，その特徴を調べるとともに，前述の3種の着色溶液がもつそれらとの相違を比較検討する．

原理

■ 溶液の色と可視光線との関係

人は太陽光線や蛍光灯などの光があってはじめて物を見ることができ，当然，物に多彩な色がついて見えるのもその光が原因となる．この太陽光線には，さまざまな波長の光が含まれていることが知られ，そのなかでおよそ380～780 nmの光は，人の目に見えることから可視光線と呼ばれている．しかし，この可視光線自体に色があるわけではなく，人が色を感じるのは，眼の網膜に存在している3種の錐体細胞が光によって刺激を受けることで色を感じていると考えられている．これらの3種の錐体細胞は，450 nm付近の光によって青色を感じる青錐体，550 nm付近の光によって緑色を感じる緑錐体，および600 nm付近の光によって赤色を感じる赤錐体である（**図Ⅱ-22**）．そして，これら3種の錐体が同時に同等の刺激を受けた場合は色を感じることはなく，それぞれの錐体が異なるバランスで刺激を受けた場合に，その刺激に応じた色を感じていると考えられている．たとえば，水が無色透明に見えるのは，可視光線のなかのすべての波長の光が，そのまま水の中を透過しているためであり，また，赤いバラの花が赤く見えるのは，バラの表面に当たった可視光線のなかで，青錐体と緑錐体を刺激する光がバラの表面で吸収され，残りの光が赤錐体を刺激するために起こる．このように，可視光線の一部の光が吸収されると，残りの光の色（余色または補色と呼ばれる）が溶液の色として見えることになる．これが光と肉眼的に見える色の関係

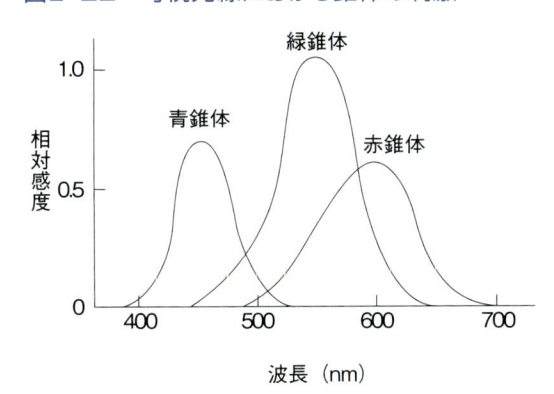

図Ⅱ-22　可視光線における錐体の刺激

表Ⅱ-8 光の色と溶液の色（余色）との関係

波長 (nm)	光の色	余色
400～435	紫	黄緑
435～480	青	黄
480～490	緑青	橙
490～500	青緑	赤
500～560	緑	赤紫
560～580	黄緑	紫
580～595	黄	青
595～610	橙	緑青
610～750	赤	青緑

の原理であり，可視光線における両者の関係を **表Ⅱ-8** に示す．

■ 透過率と吸光度

図Ⅱ-23 に示したように，濃度 c（concentration）mol/l の呈色溶液に I_0 の強さの単色光が入射し，光路長 l（length）cm を通過する間に光が溶液に溶けている物質に吸収され，その強度が I となったとする．I_0 は溶液中に含まれる物質による吸収で指数関数的に弱まり，後述するランベルト・ベール（Lambert-Beer）の法則（p.110参照）が成立することとなる．ここで，入射光（I_0）の透過光（I）に対する比率（I_0/I）の対数を吸光度 A（absorbance）と定義づけると，この吸光度は (2) 式のように表される．

> 吸光度は，E（extinction）や OD（optical density）と表されることもある．

$$A = \log \frac{I_0}{I} \quad \cdots\cdots\cdots\cdots\cdots\cdots\cdots\cdots\cdots\cdots\cdots\cdots\cdots (2)$$

また，通常の分光光度計では (2) 式の I_0 の量を100%とするため，そのときの I は透過率（T；transmittance）と表示されることとなる．そのため (2) 式は，さらに次式のように変形して表すこともできる．
なお，基礎研究分野で使用されている分光光度計は，吸光度および透過率の両者を任意に選択してその数値を測定することが可能であるが，最近の臨床検査用に開発されている装置では吸光度のみが測定可能であるものも多い．そのため，上述したように，分光光度法の原理を理解するためには，まず，透過率を測定し，その値から吸光度を求める

図Ⅱ-23 着色溶液による光の吸収

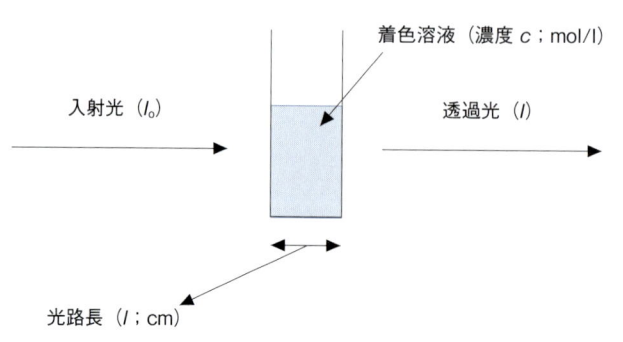

ことがよい.

$$A = \log\frac{I_0}{I} = \log\frac{100}{T} = 2 - \log T \quad \cdots\cdots\cdots\cdots\cdots (3)$$

■ 吸収スペクトル

吸光度や透過率は,着色溶液に入射する光の波長によって大きく変化することが知られている.吸収スペクトルとは,横軸に波長,縦軸に吸光度をとり,両者の関係を示した図で表される.一般的に,吸収スペクトルの波形は,溶液中に含まれる物質の構造によって異なると考えてよく,波形が同一であるということは,溶液中に含まれている物質が同じであると考えることができる.また,吸収スペクトル上で,吸光度が極大(ピーク)を示す波長を極大吸収波長と呼ぶ.一般的に,分光光度法を用いて目的成分量を測定する場合には,この極大吸収波長がその測定波長に選択されることとなる.このように,吸収スペクトルを作成することによって,着色溶液の極大吸収波長をみつけることができる.

器具
- 中間メスピペット(5 ml) 1人5本
- 試験管(10 ml) 1人5本
- 分光光度計 グループ(4〜5人)で1台
- セル グループ(4〜5人)で5本

試薬調製
① 赤色溶液(0.2 mol/l 塩化コバルト水溶液):塩化コバルト($CoCl_2 \cdot 6H_2O$,分子量237.93)23.8 gを秤量し,精製水に溶解して500 mlとする.
② 青色溶液(0.1 mol/l 硫酸銅(II)水溶液):硫酸銅($CuSO_4 \cdot 5H_2O$,分子量249.68)12.5 gを秤量し,精製水に溶解して500 mlとする.
③ 黄色溶液(0.4 mmol/l 重クロム酸カリウム水溶液):重クロム酸カリウム($K_2Cr_2O_7$,分子量294.18)50 mgを秤量し,精製水に溶解して500 mlとする.
④ 白色溶液(400ホルマジン濁度単位のホルマジン溶液):市販のホルマジン濁度標準液(和光純薬工業)を使用する.

操作法
① 表II-9のように,試験管を5本準備し,塩化コバルト,硫酸銅,重クロム酸カリウム,ホルマジンの各水溶液と精製水をそれぞれ5 mlずつとる.
② 上記の5種の溶液をセルに移す.分光光度計を用いて,精製水を対照として他の4種の溶液について,300〜900 nmの波長範囲について50 nm間隔でそれぞれ透過率(%)を測定する.透過率は小数第1位まで求める.

表Ⅱ-9 操作表

物質	赤色溶液	青色溶液	黄色溶液	白色溶液	対照
塩化コバルト水溶液 (ml)	5.0				
硫酸銅水溶液 (ml)		5.0			
重クロム酸カリウム水溶液 (ml)			5.0		
ホルマジン水溶液 (ml)				5.0	
精製水 (ml)					5.0

結果

① 表Ⅱ-10を完成させる．まず，測定した透過率をすべて書き込む．次に，それぞれの透過率から (3) 式を用いて吸光度を計算する．吸光度は小数第3位まで求める．

② グラフ用紙を準備し，横軸に波長，縦軸に吸光度をとり，吸収スペクトルを作成する．4種の溶液の吸収スペクトルは同一グラフ上に作成する．

③ 作成したそれぞれの溶液の吸収スペクトルから，極大吸収波長を求める．

表Ⅱ-10 結果のまとめ方

波長 (nm)	塩化コバルト		硫酸銅		重クロム酸カリウム		ホルマジン	
	透過率 (%)	吸光度	透過率 (%)	吸光度	透過率 (%)	吸光度	透過率 (%)	吸光度
300								
350								
400								
450								
500								
550								
600								
650								
700								
750								
800								
850								
900								

考察

① 吸収スペクトルとはどのようなものか．また，なぜ吸収スペクトルを作成する必要があるのか．

② 透過率および吸光度とは何か．また両者はどのような関係式で表されるか．

③ 溶液が光を吸収することは，溶液中でどのようなことが起こっているのか．

④ 光の色および溶液の色と波長にはどのような関係があるのか．溶液の色から極大吸収波長は推定できるのか．

⑤ 今回の結果をまとめるための参考資料として，4種の着色溶液の波長 290～1,000 nm の連続スペクトルを用いた場合のおよその吸収スペクトルを **図Ⅱ-24** に示す．

図Ⅱ-24 連続スペクトルを用いた4種の着色溶液の吸収スペクトル．
①：塩化コバルト溶液，②：重クロム酸カリウム溶液，③：硫酸銅溶液，④：ホルマジン溶液

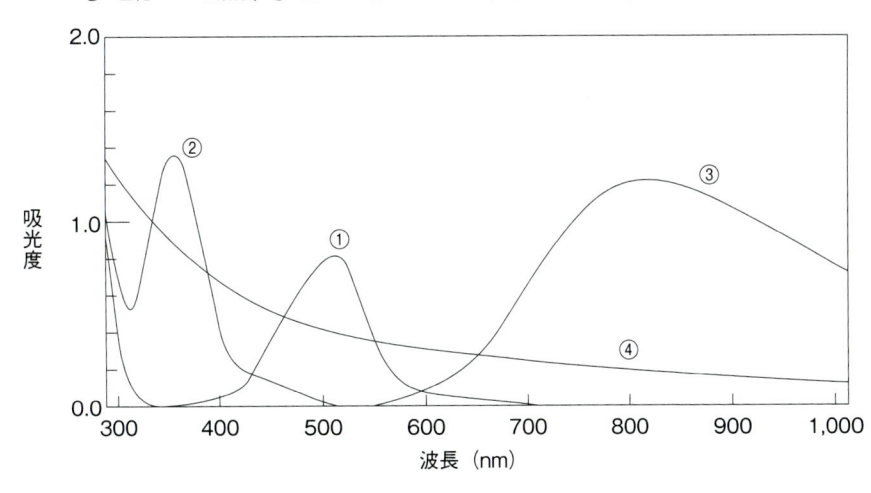

文献
1) 中原勝儼：色の科学．培風館，1985．
2) 浦山修ほか編著：臨床検査学講座／臨床化学検査学（第2版）．医歯薬出版，2006，45～85．

（松下　誠）

2 Lambert–Beer（ランベルト・ベール）の法則

目的

分光光度法は，臨床化学検査をはじめとして，血液検査，一般検査，免疫検査などにも幅広く応用されている．さらに，現在ではこの分光光度法を応用した自動分析装置を用いた検査が主流となっている．そのため，臨床検査に最も普及している定量分析法が分光光度法と考えてよい．したがって，この分光光度法の原理となる Lambert–Beer（ランベルト・ベール）の法則を理解することが重要となる．本実習では，特にベールの法則を理解することを目的とする．

実習準備

① ランベルトの法則について述べることができる．
② ベールの法則について述べることができる．
③ ランベルト・ベールの法則について述べることができる．

実習目標

① 分光光度計を用いて，ランベルト・ベールの法則（特にベールの法則）が成立することを実証することができる．
② 分光光度法における測定波長の設定ができる．
③ ランベルト・ベールの法則をグラフで示すことができる．

検討課題　　学生個人で行う

① 「6-①溶液の色と吸収スペクトル」の実習で調製した赤色溶液（塩化コバルト水溶液）を用い，その希釈系列を作成し，それぞれの溶液の透過率および吸光度を分光光度計で測定することにより，ランベルト・ベールの法則が成立することを確認する．また，ランベルト・ベールの法則と測定波長にはどのような関係があるのかについても検討する．

原理

図Ⅱ-23（p.106）で説明したとおり，I_0 の強さの単色光が光路長 l cm の着色溶液（濃度 c）に入射したとき，その溶液を通過する間にその一部の光が溶液によって吸収され，その強度が I となったとする．この I_0 は溶液に含まれる物質の吸収により指数関数的に弱まり，次式が成立する（ε はモル吸光係数と呼び，次の「6-③モル吸光係数の測定」の実習で詳しく説明する）．

$$I = I_0 \cdot 10^{-\varepsilon \cdot c \cdot l}$$

ここで，前述のように，入射光（I_0）の透過光（I）に対する比率（I_0/I）の対数を吸光度 A とすると，上記の式は以下のように表すことができる．

$$\log \frac{I_0}{I} = A = \varepsilon \cdot c \cdot l \quad \cdots\cdots\cdots\cdots\cdots\cdots\cdots\cdots\cdots\cdots\cdots\cdots (4)$$

これをランベルト・ベールの法則と呼び，吸光度は溶液の濃度（c mol/l）と光路長（l cm）の積に比例することを意味している．また，この式は溶液の濃度が一定のとき，吸光度が光路長に比例するというランベルトの法則（$A = \varepsilon \cdot l$）と，光路長が一定のとき吸光度が溶液の濃度に比例するというベールの法則（$A = \varepsilon \cdot c$）を合体させたものと考えることができる．臨床検査では，後者のベールの法則を利用して種々の体液試料中に含まれる目的成分の濃度を定量している．

器具
- 中間メスピペット（5 ml） 1人2本
- 試験管（10 ml） 1人11本
- 分光光度計　グループ（4〜5人）で1台
- セル　1人2本

試薬調製
「6-①溶液の色と吸収スペクトル」の実習で調製した塩化コバルト水溶液の試薬を用いる．
①塩化コバルト基準液（0.2 mol/l 塩化コバルト水溶液）：塩化コバルト（$CoCl_2 \cdot 6H_2O$，分子量 237.93）23.8 g を秤量し，精製水に溶解して 500 ml とする．

操作法
①表Ⅱ-11のように，試験管を10本準備し，塩化コバルト基準液を精製水で希釈して，各希釈系列を作成する．対照の試験管（1本）には精製水のみを加える．
②分光光度計を用い，精製水を対照として，波長 500 nm（極大吸収波長）および 550 nm の2つの波長で各希釈系列の塩化コバルト溶液の透過率（%）を測定する．透過率は小数第1位まで求める．なお，同一のセルを使用して吸光度を測定する場合は，塩化コバルト濃度の低いものから順に測定する．

表Ⅱ-11　操作表

物質	塩化コバルト溶液の希釈系列										対照
	1	2	3	4	5	6	7	8	9	10	
塩化コバルト基準液 (ml)	0.5	1.0	1.5	2.0	2.5	3.0	3.5	4.0	4.5	5.0	
精製水 (ml)	4.5	4.0	3.5	3.0	2.5	2.0	1.5	1.0	0.5		5.0

結果

① **表Ⅱ-12**を完成させる．まず，測定した透過率をすべて書き込む．次に，それぞれの透過率から吸光度を計算する．吸光度は小数第3位まで求める．

②各希釈系列の塩化コバルト濃度（mol/l）を計算する．

③グラフ用紙を準備し，横軸に塩化コバルト濃度（mol/l），縦軸に吸光度をとり，各希釈系列のそれぞれの数値をプロットする．2つの波長のデータを同一グラフ上にプロットする．

④片対数グラフ用紙を準備し，横軸に塩化コバルト濃度（mol/l），縦軸（対数目盛）に透過率をとり，各希釈系列のそれぞれの数値をプロットする．

表Ⅱ-12 結果のまとめ方

物質	塩化コバルト溶液の希釈系列									
	1	2	3	4	5	6	7	8	9	10
500 nm 透過率（％）										
吸光度										
550 nm 透過率（％）										
吸光度										
濃度（mol/l）										

考察

①吸光度と塩化コバルト濃度が直線となるということは何を意味しているのか．

②上記の直線の傾きは何を意味しているのか．

③ランベルト・ベールの法則と測定波長にはどのような関係があるのかを考察する．極大吸収波長が測定波長に選ばれるのはなぜか．

④片対数グラフ用紙において，透過率と塩化コバルト濃度が直線となることは何を意味しているのか．

⑤今回は，濃度を変化させて吸光度との関係を調べたが，光路長を変化させて吸光度との関係を調べた場合はどのような結果が得られると推測できるか．

⑥今回の結果をまとめるための参考資料として，予測される結果を**図Ⅱ-25**に示した．

図Ⅱ-25 吸光度と濃度の関係

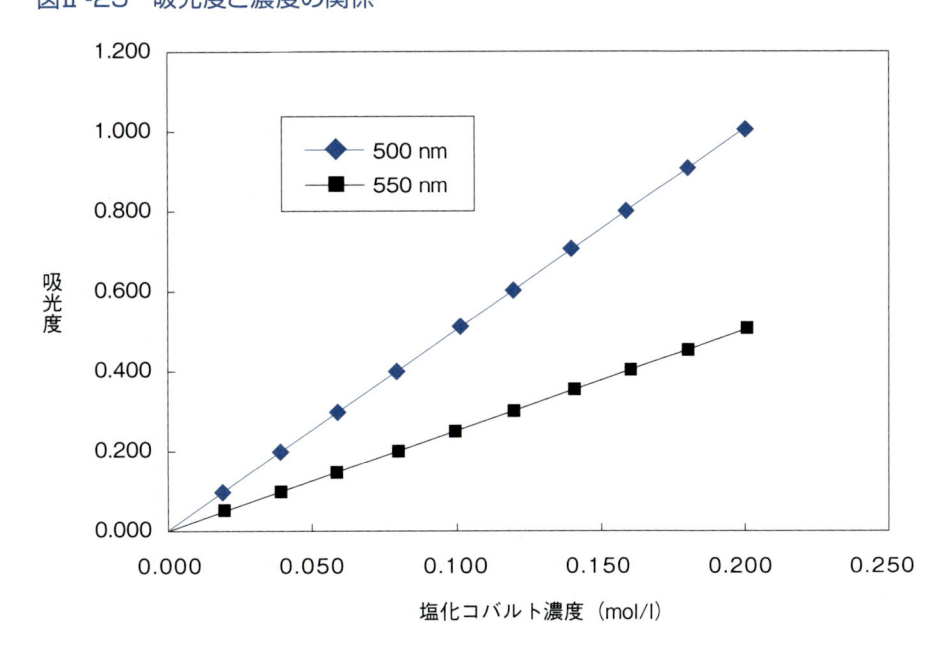

文献
1) 浦山修ほか編著:臨床検査学講座／臨床化学検査学(第2版). 医歯薬出版, 2006, 45〜85.

(松下　誠)

3 モル吸光係数の測定

目的

ランベルト・ベールの法則でのモル吸光係数とはどのような意味をもつのかを学ぶ．特に，血糖値測定法と 4-ニトロフェノールのモル吸光係数を測定することで，臨床検査領域におけるモル吸光係数の役割を理解する．なお，本実習では酵素法を用いた血糖値の測定などを例にとっているが，酵素法の反応原理や得られた結果の臨床評価などを学ぶことを目的とするのではなく，分光光度法におけるモル吸光係数の意味およびその役割を理解することを目的とする．

実習準備

①ランベルト・ベールの法則で，モル吸光係数とは何かを述べることができる．
②分光光度法におけるモル吸光係数の役割について述べることができる．

実習目標

①実験によりランベルト・ベールの法則を用いてモル吸光係数を求めることができる．

検討課題　　学生個人で行う

以下に示した 2 つの方法でそれぞれのモル吸光係数を測定し，ランベルト・ベールの法則および臨床検査におけるモル吸光係数の役割について検討する．
①酵素法による血糖値（グルコース）測定法のモル吸光係数を求める．
②酵素活性測定に利用されている 4-ニトロフェノールのモル吸光係数を求める．

原理

■ 分光光度法におけるモル吸光係数

前述したランベルト・ベールの法則（$A = \varepsilon \cdot c \cdot l$）における比例定数 ε はモル吸光係数（分子吸光係数と同じ）と呼ばれ，光路長 $l = 1$ cm で，濃度 $c = 1$ mol/l の溶液の吸光度を意味している．この ε の数値はその分析法の感度であり，その値が大きいほど感度の高い分析法と考えることができる．ここで，上記の式を変形して，$\varepsilon = A/(c \cdot l)$ とすると，ε の単位は，$l \cdot mol^{-1} \cdot cm^{-1}$ と表されることがわかり，この単位から ε とは光路長 1 cm で，濃度 1 mol/l の吸光度を意味していることがわかる．なお，分光光度計を用いて，1 mol/l の溶液の吸光度を実際に測定することは困難であることが多いため，あらかじめ，濃度が測定可能な吸光度範囲となるように希釈して測定することになる．

■ 目的成分濃度とモル吸光係数との関係

試料中の目的成分濃度とランベルト・ベールの法則との関係について考える．ランベルト・ベールの式における c は最終溶液中での濃度であるため，この c を試料（臨床検査では血清である場合が多い）中の目的成分濃度 x（mol/l）を用いて表すことにする．そこで，血清量が v（ml）で試薬を加えた最終液量を V（ml）とする分析法を例とすれば，$c = (v/V)\cdot x$ と表され，それを（4）式のランベルト・ベールの式に代入すると，次式を得ることができる．

$$A = \varepsilon \cdot \frac{v}{V} \cdot x \cdot l \qquad\qquad (5)$$

この式は，吸光度が血清量に比例し最終液量に反比例することを示している．したがって，吸光度を高めるためには，血清量を増加させるか，あるいは最終液量を減少させて反応溶液中の目的成分濃度を増加させる必要がある．ここで，(5)式を利用して試料中の目的成分濃度 x と ε との関係について考えてみる．使用する吸光度範囲は目的成分濃度に関係なく常にある一定の幅の吸光度範囲（たとえば 0.1～1.0 程度）を利用すると仮定すると，(5)式の A が一定となるため，x が高い検査項目は ε の小さい，また x が低い検査項目は ε の大きい分析法が適していることがわかる．

また，血清中に含まれる酵素の活性測定では，使用する反応系のモル吸光係数を測定する必要がある（『臨床検査学講座／臨床化学検査学』参照）．この酵素活性測定法に使用されている代表的な物質の 1 つが 4-ニトロフェノールであり，正確な酵素活性の測定には，この 4-ニトロフェノールの正確なモル吸光係数が必要となる．

器具

- ホールピペット（1 ml, 4 ml）1 人各 2 本
- 試験管（10 ml）1 人 3 本
- 分光光度計　グループ（4～5 人）で 1 台
- セル　1 人 2 本

試薬調製

<グルコース測定法のモル吸光係数の測定>

① グルコース溶液（0.5 mmol/l グルコース水溶液）：グルコース（$C_6H_{12}O_6$，分子量 180）90 mg を精製水に溶かして 1,000 ml とする．

② 発色試薬（グルコースを発色させる酵素試薬）：市販の臨床検査薬であるグルコース C II-テスト（和光純薬工業）の発色試薬を使用する．ムタロターゼ 130 U, グルコースオキシダーゼ（GOD）9,000 U, ペルオキシダーゼ（POD）650 U, フェノール 5.3 mmol, 4-アミノアンチピリン 0.5 mmol が 60 mmol/l リン酸緩衝液（pH 7.1）1,000 ml 中に含まれる．

図Ⅱ-26　グルコース測定の反応原理(参考)

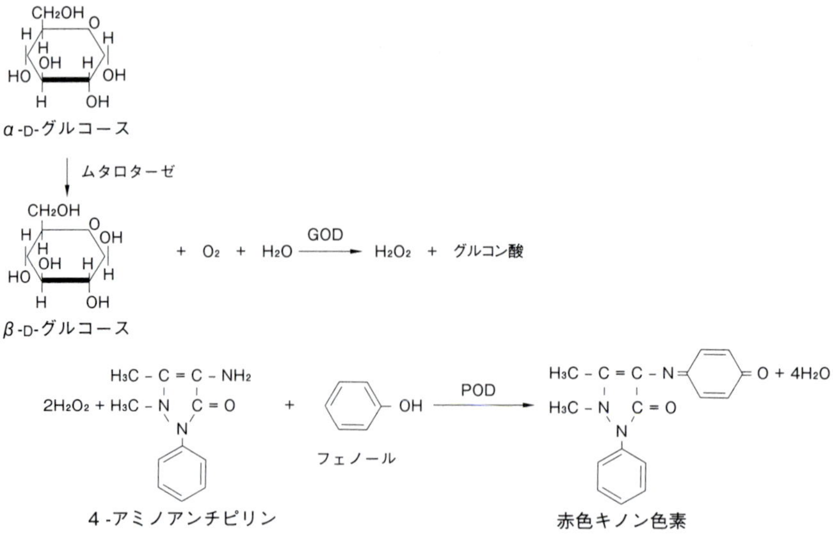

α-D-グルコース

↓ ムタロターゼ

β-D-グルコース ＋ O₂ ＋ H₂O $\xrightarrow{GOD}$ H₂O₂ ＋ グルコン酸

2H₂O₂ ＋ 4-アミノアンチピリン ＋ フェノール $\xrightarrow{POD}$ 赤色キノン色素 ＋ 4H₂O

＜4-ニトロフェノールのモル吸光係数の測定＞

① 4-ニトロフェノール溶液（0.1 mmol/l 4-ニトロフェノール水溶液）：まず，4-ニトロフェノール（分子量139.11）139 mgを精製水で溶かして1,000 mlとする．次に，この溶液10 mlをとり，精製水を加えて100 mlとする．

② 水酸化ナトリウム溶液（0.1 mol/l 水酸化ナトリウム水溶液）：水酸化ナトリウム（NaOH，分子量40）4.0 gを精製水に溶かして1,000 mlとする．

③ 塩酸溶液（0.1 mol/l 塩酸水溶液）：200 mlの精製水に市販の塩酸（HCl，12 mol/l）8.3 mlを加え，混和後，精製水で1,000 mlとする．

操作法 表Ⅱ-13，-14のとおり．

表Ⅱ-13　グルコース測定の操作表

	標準	試薬盲検
グルコース溶液	1.0 ml	
精製水		1.0 ml
発色試薬	4.0 ml	4.0 ml

よく混和後，37℃で5分間加温し，試薬盲検を対照として「標準」の吸光度を波長505 nmで測定

注：「標準」は2本実施する

表Ⅱ-14　4-ニトロフェノール測定の操作表

	標準1	標準2	対照
4-ニトロフェノール水溶液	1.0 ml	1.0 ml	
水酸化ナトリウム溶液	1.0 ml		
塩酸溶液		1.0 ml	
精製水	3.0 ml	3.0 ml	5.0 ml

よく混和後，精製水を対照として「標準1，2」の吸光度を波長405 nmで測定

注：「標準1」は2本実施する

結果

＜グルコース測定＞

① 表Ⅱ-15を完成させる．まず，測定した透過率をすべて書き込む．次に，それぞれの透過率から吸光度を計算する．吸光度は小数第3位まで求める．
② 最終溶液中のグルコース濃度（mol/l）を計算する．
③ ランベルト・ベールの法則の（4）式からモル吸光係数 ε を計算する．

表Ⅱ-15 結果のまとめ方（グルコース）

	標準の吸光度	最終溶液中のグルコース濃度（c；mol/l）	モル吸光係数（ε；l・mol^{-1}・cm^{-1}）
1回目			
2回目			

＜4-ニトロフェノール測定＞

① 表Ⅱ-16を完成させる．まず，「標準1」の測定した透過率をすべて書き込む．次に，それぞれの透過率から吸光度を計算する．吸光度は小数第3位まで求める．
② 最終溶液中の4-ニトロフェノール濃度（mol/l）を計算する．
③ ランベルト・ベールの法則の（4）式から4-ニトロフェノールのモル吸光係数 ε を計算する．

表Ⅱ-16 結果のまとめ方（4-NP）

	標準1の吸光度	最終溶液中の4-NP濃度（c；mol/l）	モル吸光係数（ε；l・mol^{-1}・cm^{-1}）
1回目			
2回目			

4-NP：4-ニトロフェノール

考察

① 健常者の血清グルコース濃度は，およそ5.0 mmol/l（90 mg/dl）である．（5）式と上記の ε の値を用い，最終液量を3.0 mlとする方法において，血糖値が5.0 mmol/lの人で吸光度が0.200となるような分析条件を設定する場合に必要な血清量（v ml）を計算してみる．
② 臨床検査に応用されている個々の分析法のおよその ε は，$10^3 \sim 10^4$ l・mol^{-1}・cm^{-1} である．また，血清中の成分を分光光度法で測定する場合，その対象となる目的成分の濃度はおよそ $10^{-6} \sim 10^{-2}$ mol/l である．これらのことを参考に，モル吸光係数の意味・役割について考察する．
③ 「標準2」はなぜ発色しないのか．「標準1」との相違について考察する．
④ 求めた4-ニトロフェノールのモル吸光係数を文献値と比較する．また，酵素活性測定におけるモル吸光係数の役割を考察する．
⑤ 参考資料として，図Ⅱ-27，-28に，血糖測定の酵素法と，4-ニトロフェノールの吸収スペクトルを示した．

図Ⅱ-27 酵素法の吸収スペクトル.
試薬盲検を対照に標準を測定

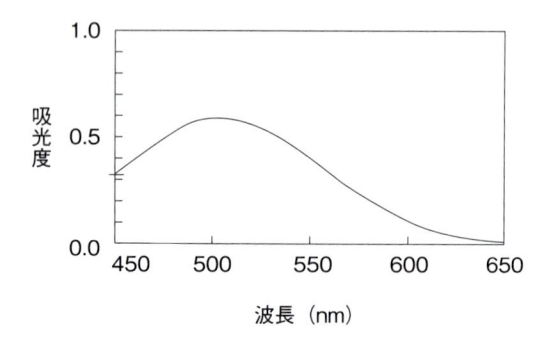

図Ⅱ-28 4-ニトロフェノールの吸収スペクトル.
盲検を対照に「標準1」(①)と「標準2」(②)を測定

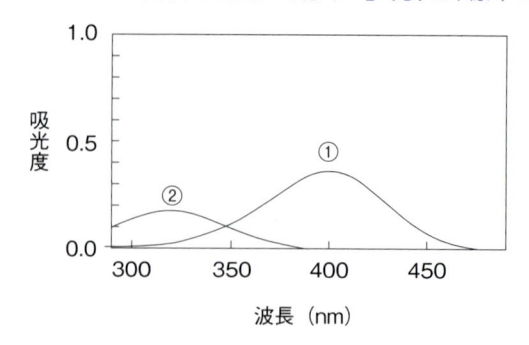

文献
1) 浦山修ほか編著：臨床検査学講座／臨床化学検査学（第2版）.
医歯薬出版, 2006, 45～85.

（松下 誠）

4 検量線の作成と未知試料の測定

目的

分光光度法を用いて未知試料中に含まれる目的成分濃度を求めるためには，あらかじめ，その目的成分濃度が正確にわかっている標準液を用い，未知試料の測定と同様の操作を行うことで，その検量線を作成しておく必要がある．

本実習では，酵素法を用いた血糖測定を例として，検量線の作成法の基礎と，未知試料中に含まれる目的成分の定量法について学ぶことを目的とする．

実習準備

①検量線とは何かについて述べることができる．

実習目標

①臨床検査領域で使用されている検量線を作成することができる．
②検量線を用いて未知試料中の目的成分濃度を求めることができる．

検討課題　　学生が個人で行う

①「6-③モル吸光係数の測定」の実習で実施した酵素法を用いて血清グルコース測定の検量線を作成する．
②ランベルト・ベールの式の検量線（吸光度 A と最終溶液中の目的成分濃度 c との関係）と臨床検査領域における検量線（吸光度 A と血清中の目的成分濃度 x との関係）との相違を理解する．

原理　検量線の作成は，その横軸濃度の表し方の相違により，次の2つに分類される．

■ ランベルト・ベールの式における検量線

この検量線は分析化学領域で広く用いられている．横軸濃度は最終溶液中に含まれている目的成分のモル濃度（mol/l, mmol/l），または絶対量（g, mg）で表す方法である．この方法は，ランベルト・ベールの式で表されている吸光度（A）と濃度（c ; mol/l）との関係を直接グラフ上にプロットし，それを検量線とする．

$$A = \varepsilon \cdot c \cdot l \quad \cdots\cdots\cdots\cdots\cdots\cdots\cdots\cdots\cdots (4)$$

＜再掲＞

この検量線を使用した場合は，グラフの傾きがモル吸光係数となり，検量線から分析法の感度を知ることができる特徴を有している．しかし，この c は最終溶液中の目的成分濃度であることから，この検量線を用いて未知試料中の目的成分濃度を算出するためには，この c から試料中の目的成分濃度（x mol/l や X mg/dl など）に変換しなければならない．

■ 臨床検査領域における検量線

この検量線は，臨床検査領域で広く用いられている．横軸濃度は試料中に含まれている目的成分のモル濃度（mol/l, mmol/l など），または試料 100 ml 中に含まれる重量（g/dl, mg/dl など）で表す方法である．この方法は，ランベルト・ベールの式を変形し，吸光度（A）と試料中の目的成分濃度（x mol/l, X mg/dl など）との関係をグラフ上にプロットし，これを検量線とする．

以下に，ランベルト・ベールの式の変形について説明する．まず，横軸濃度を x (mol/l) とする場合は，前述の（5）式を用い，A と x をプロットして検量線を作成する．

$$A = \varepsilon \cdot \frac{v}{V} \cdot x \cdot l \quad\cdots\cdots\cdots\cdots\cdots (5)$$

次に，横軸濃度を X (mg/dl) とする場合は，目的成分の分子量（M）を用いると，$x = X/(M \cdot 100)$ と表され，これを（5）式に代入することで，以下のような式を得ることができる．この（6）式の A と X をプロットして検量線を作成する．

$$A = \frac{\varepsilon \cdot v \cdot X \cdot l}{V \cdot M \cdot 100} \quad\cdots\cdots\cdots\cdots\cdots (6)$$

器具

- マイクロピペット（2～20 μl 用）　1グループで1本
- ホールピペット（3.0 ml）　1人1本
- 試験管（10 ml）　1人7本
- 分光光度計　グループ（4～5人）で1台
- セル　1人2本

試薬調製

＜酵素法によるグルコースの測定試薬＞

① グルコース標準液〔500 mg/dl（27.8 mmol/l）グルコース水溶液〕：グルコース（$C_6H_{12}O_6$，分子量 180）5.0 g を秤量し，精製水に溶かして 1,000 ml とする．この 500 mg/dl の標準液を精製水で段階希釈し，「標準1」（100 mg/dl），「標準2」（200 mg/dl），「標準3」（300 mg/dl），「標準4」（400 mg/dl），「標準5」（500 mg/dl）の各標準液を調製する．

②発色試薬（グルコースを発色させる酵素試薬，「6-③」の実習と同一の試薬を用いる）：市販の臨床検査薬であるグルコースCⅡ-テスト（和光純薬工業）の発色試薬を使用する．ムタロターゼ 130 U，グルコースオキシダーゼ 9,000 U，ペルオキシダーゼ 650 U，フェノール 5.3 mmol，4-アミノアンチピリン 0.5 mmol が 60 mmol/l リン酸緩衝液（pH 7.1）1,000 ml 中に含まれる．

操作法 表Ⅱ-17 のとおり．

表Ⅱ-17 グルコース測定の操作

	血清	標準1	標準2	標準3	標準4	標準5	試薬盲検
血清	0.02 ml						
グルコース標準液 (1～5)		0.02 ml	0.02 ml	0.02 ml	0.02 ml	0.02 ml	
精製水							0.02 ml
発色試薬	3.0 ml	3.0 ml	3.0 ml	3.0 ml	3.0 ml	3.0 ml	3.0 ml

よく混和後，37℃で5分間加温し，試薬盲検を対照として「標準」の吸光度を波長 505 nm で測定

結果
①検量線に使用する「標準1～5」について，表Ⅱ-18 を完成させる．まず，測定した透過率を書き込み，その値から吸光度を計算する．吸光度は小数第3位まで求める．次に，標準液のグルコース濃度（X mg/dl），および最終溶液中のグルコース濃度（c mol/l）を計算する．
②まず，吸光度を縦軸に，最終溶液中のグルコース濃度（c mol/l）を横軸にとり，ランベルト・ベールの式の検量線を作成する．次に，吸光度を縦軸に，標準液のグルコース濃度（X mg/dl）を横軸にとり，臨床検査領域における検量線を作成する．
③血清を用いたときの吸光度を上記の2つの検量線に照合して，血清グルコース濃度（mg/dl），および血清を使用したときの最終溶液中でのグルコースのモル濃度（mol/l）を求める．

表Ⅱ-18 結果のまとめ方

	標準1	標準2	標準3	標準4	標準5
透過率（％）					
吸光度					
標準液のグルコース濃度（X mg/dl）					
最終溶液中のグルコース濃度（c mol/l）					

考察

① 検量線とは何か．また，なぜ検量線が必要なのかについて考察する．
② 上記で作成した2種類の検量線について，種々の方向から2種の検量線の特徴を考察する．
③ 血清の吸光度を検量線に照合することで，なぜ未知試料中の目的成分濃度を求めることができるのかなどについて考察する．
④ 参考資料として，**図Ⅱ-29**に本実習におけるおよその2種類の検量線の結果を示す．

図Ⅱ-29 グルコース測定の検量線

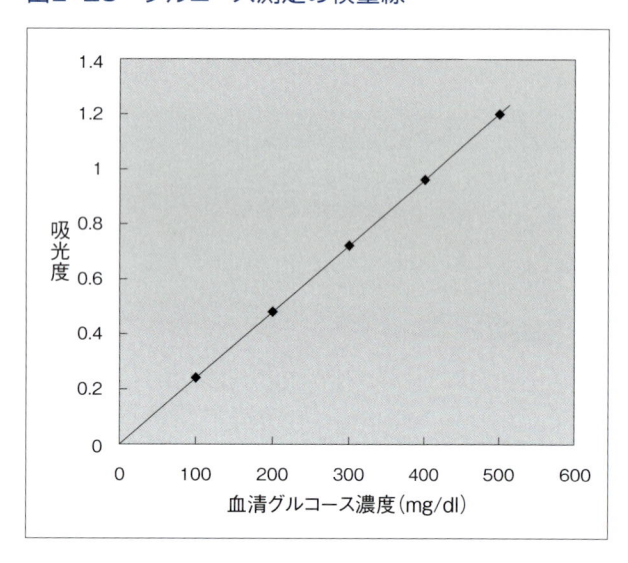

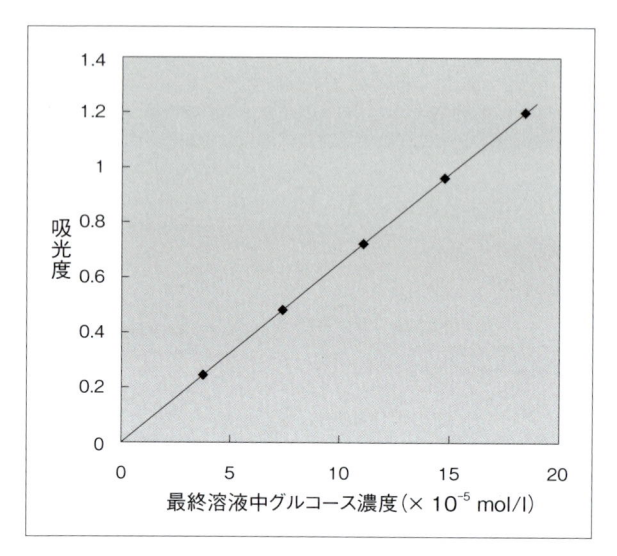

文献
1) 浦山修ほか編著：臨床検査学講座／臨床化学検査学（第2版）．医歯薬出版，2006, 45〜85.

（松下　誠）

| II 実習項目と解説

7 顕微鏡を用いる実習

1 細胞の観察と簡単な細胞染色

目的
光学顕微鏡を用いていろいろな細胞を観察し，細胞の基本構造を理解する．

実習準備
①細胞の基本構造について調べる．
②動物細胞，植物細胞，細菌の違いを調べる．

実習目標
①光学顕微鏡を適切に使用できる．
②観察用の細胞を採取して顕微鏡標本を作製する．

検討課題
①細胞の固定とはどういうことか．
②動物の組織はどのように分類されるか．

原理
①口腔上皮細胞の観察：口腔上皮細胞を採取し，固定，染色して顕微鏡で観察する．
②タマネギの鱗片葉細胞の観察：タマネギの鱗片葉細胞を採取し，固定，染色して顕微鏡で観察する．
③歯垢中の細菌の観察：歯垢を採取し，固定，染色して顕微鏡で観察する．

器具
・光学顕微鏡　40台（1人1台）
・スライドガラス　160枚（1人4枚）
・カバーガラス（24mm×24mm）　40枚（1人1枚）
・爪楊枝　40本（1人1本）
・カミソリまたはメス　40本（1人1枚または1本）

- ピンセット　40本（1人1本）
- スポイト　40本（各班5本）
- 50ml 三角フラスコ（ギムザ希釈液用）　8個（各班1個）
- ブンゼンバーナー　8台（各班1台）
- タマネギ　4個（2班で1個程度）

試薬

① Giemsa（ギムザ）液（市販）：使用する際は，蒸留水 1ml に対して市販の原液を 1～2 滴加えて希釈する．班ごとに必要量を学生が調製する．標本 1 枚につき 2～3ml 使用．
② 酢酸 orcein（オルセイン）液（市販）．
③ methylene blue（メチレンブルー）溶液（市販）．
④ メタノール：蒸気を直接吸引しないように注意すること．使用しないときは必ずビンに栓をすること．
⑤ 蒸留水．

操作方法

＜口腔上皮細胞の観察＞（図Ⅱ-30）

① 口をすすいだあと，各人の頬の内側を爪楊枝の頭で軽くこすり取る．
② スライドガラスに塗りつけ，軽く風乾させる．
③ メタノールを数滴滴下し，3～5 分固定する．
④ メタノールを捨て，ギムザ希釈液を数滴滴下し，20～30 分染色する．
⑤ 水道水でスライドガラスを軽く水洗したあと，冷風乾燥する．
⑥ 顕微鏡で観察し，2～3 細胞をスケッチする．

図Ⅱ-30

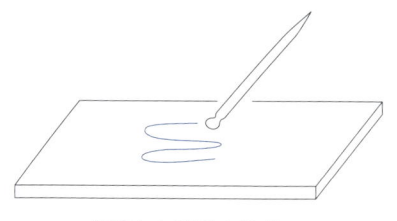

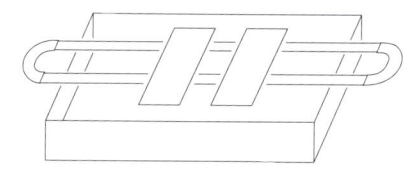

採取した試料の塗抹　　　　　水洗バットやガラス棒を利用して染色台を準備するとよい

＜タマネギの鱗片葉細胞の観察＞（図Ⅱ-31）

① タマネギ鱗片葉の裏側にカミソリで 5mm 角に切れ込みを入れる．
② 表皮をピンセットではがし，スライドガラスにのせる．
③ 酢酸オルセイン溶液を 1 滴滴下し，5 分間放置する．
④ カバーガラスをかける．
⑤ 余った液を濾紙で吸い取る．
⑥ 顕微鏡で観察し，2～3 細胞をスケッチする．
⑦ 酢酸オルセイン溶液の代わりに水を 1 滴滴下した標本もつくり，比べてみる．

図Ⅱ-31

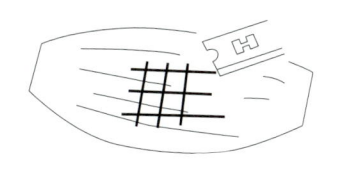

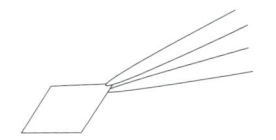

切れ込みを入れる　　ピンセットではがす　　染色液の滴下

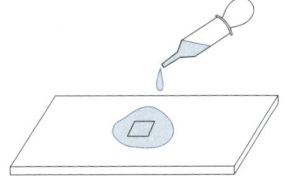

＜歯垢中の細菌の観察＞

①口をすすいだあと，各人の歯垢を爪楊枝の先でわずかにかき取る．
②スライドガラスに薄く塗りつける．
③塗抹面を上にしてブンゼンバーナーの炎の中を3回ゆっくりくぐらす（火炎固定，図Ⅱ-32）．
④メチレンブルー液を数滴滴下し，1分間染色する．
⑤水道水でスライドガラスを軽く水洗したあと，冷風乾燥する．
⑥顕微鏡で細菌を探し，スケッチする．

図Ⅱ-32　火炎固定

＜光学顕微鏡の基本的な使い方＞

①光源をつけ，適当な光量に調節する．
②低倍率（10倍）の対物レンズに合わせる．
③スライド標本をステージにのせる．
④眼幅を調整し，標本にピントを合わせる．
⑤視度補正環を回して視度補正をする．
⑥視野絞りを絞り，コンデンサを最上部より少し下げ，視野絞りの輪郭像にピントを合わせる．
⑦2本の芯出しネジを操作し，視野絞りの像を視野の中心に合わせる．
⑧絞りを視野より少し広めに開く．
⑨開口絞りを調整する．対物レンズの開口数の70〜80％にするとよい．
⑩観察対象を視野の中心にもってくる．
⑪レボルバーを回転させ，対物レンズを高倍率にする．
⑫微動調節ネジを操作し，ピントを合わせる．

図Ⅱ-33　顕微鏡の主要操作部

接眼レンズ
レボルバー
対物レンズ
ステージ
コンデンサ
開口絞り
粗動・微動調節つまみ
視野絞り

図Ⅱ-34 口腔上皮細胞

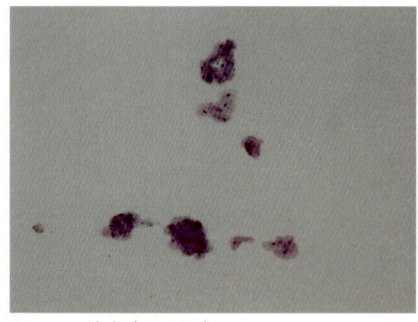

Giemsa 染色(×100)
核が濃染される

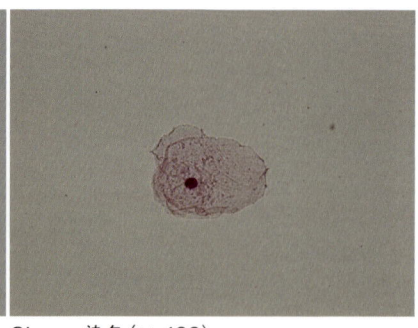

Giemsa 染色(×400)
扁平な薄い細胞であることが確認できる

図Ⅱ-35 タマネギの鱗片葉細胞

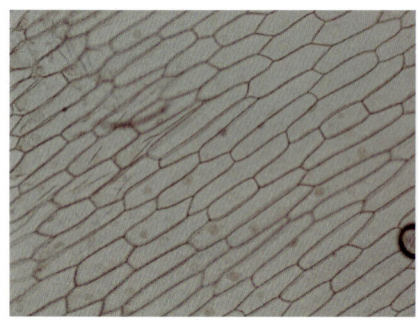

無染色(×100)
細胞壁の存在により細胞の形が確認できる

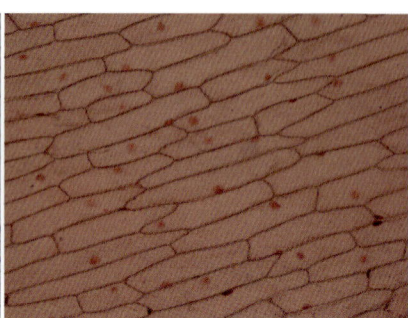

酢酸 orcein 染色(×100)
核が赤く染色される

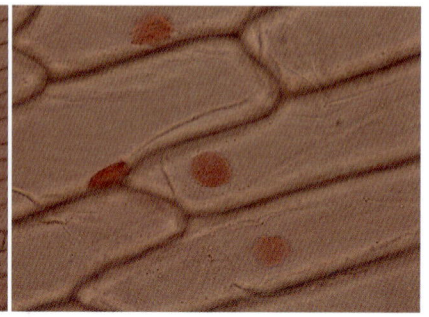

酢酸 orcein 染色(×400)
核のほか，細胞内の構造物も確認できる

結果
①口腔上皮細胞およびタマネギ鱗片葉細胞については，染色をしないで観察した場合の結果を記録する．
②染色後観察した場合の結果を記録し，2～3細胞をスケッチする．

考察
①採取した試料をスライドガラスにのせる際に注意すべきことは何か．
②固定しないまま放置すると，細胞はどのようになるか．
③それぞれの染色液は，細胞のどの構造を染色しているのか．

(成田昭吾)

III
まとめ

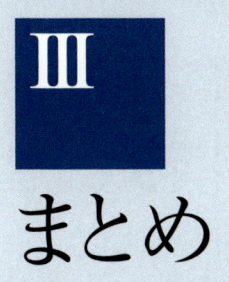

III まとめ

1 報告書の記載様式

本実習書においては，実習における記載項目として，「目的」「原理」「器具」「試薬」「操作方法」「結果」「考察」をあげたが，学内実習での報告書はこの記載項目に沿って作成すればよい．本実習書の記載項目は教育上の実習をより実りあるものにするために工夫されたものであり，文献として利用される学術論文のなかにみられる記載項目とは一部は共通するものの，異なっている．ここでは，学術論文として報告された文献にみられる記載様式についてまとめておくので，報告書を作成するにあたり参考にしてほしい．

学術論文の記述様式は学術雑誌の投稿規定により細かく決められているが，雑誌により異なっており，1つの様式に決められているわけではない．一般的な記述様式は，「要旨」，「緒言」または「はじめに」，「方法」または「材料および方法」，「結果」，「考察」，「結論」，「文献」とするものが多い．これらの項目の記述内容は次のとおりである．

要旨（AbstractまたはSummary）

論文の内容を簡潔に数百字程度でまとめたものであり，読者に論文内容を一読して把握できるように記述される．この短い文章のなかに，"目的（背景）"，"方法"，"結果"，"結論"に分けて記述する例が多い．

緒言またははじめに（Introduction）

研究の背景（Background）および研究の目的（Object）について詳しく記述する．

"背景"では，これから自分が行おうとする研究に関連するこれまでの歩みと現状について述べる．また，これまでの研究において，どのような課題が指摘されているのか，どのような研究が必要とされているかについて述べる．

"目的"では，背景のなかで述べられた研究の歩み，現状および課題をふまえ，本研究において取り上げる主題を提示し，どのような方法で研究するかについて述べる．

方法 (Methods) または材料および方法 (Materials and Methods)

研究で用いた試薬，試料，測定操作，測定機器，検討項目などについて詳しく記載する．"方法"は第三者が追試により実験を再現できるように記載することが特に重要である．

試　　薬：製造会社名，等級，純度，調製・保存・使用方法など．
試　　料：種類，選択条件，採取条件，保存条件など．
測定操作：測定条件（検体量，反応温度，pH，反応時間など），必要器具・器材など．
測定機器：製造会社，型式，機器設定条件など．
検討項目：検討項目の提示と実施方法および，その必要性を記載．

結果 (Results)

実験により得られた結果を図表も適宜用いて詳しく記載する．このとき，データは検討項目ごとに整理し，たとえば，"反応温度の影響"，"試薬濃度の影響"，"pHの影響"，"検体の保存条件"，"発色の安定性"，"再現性"，"回収率"，"相関"，"基準範囲"などと分けて提示すれば理解しやすくなる．

考察 (Discussion)

結果からどのようなことがいえるか，どのようなことが考えられるかを筋道を立てて議論する．また，先行研究があれば，その結果とも比較しながら本研究の意義について述べる．

さらに，必要であれば，今後研究すべき内容や方向について言及することも重要である．

結論 (Conclusion)

研究により明らかにされた事実を簡潔にまとめる．
たとえば，下記のとおり．

・色素結合法におけるタンパク質の発色は無機塩の添加で低下し，この低下は陽イオンではなく陰イオンにより引き起こされる．（出典：医学検査，55：827 ～ 834，2006）
・pH 3 ～ 6 付近の pH 領域で観測される HSA の反応と BSA の反応における発色強度の著しい差異は，主に BSA と HSA の色素蛋白質複合体の分子吸光係数および反応の平衡定数の違いから解釈できることがわかった．（出典：医学検査，52：1255 ～ 1260，2003）

謝辞（Acknowledgment）

研究の実施に際して，協力や助言を受けた人がある場合や研究費の補助を受けた場合などには，"謝辞"の項を設けて，感謝する旨を述べる．この項は必要に応じて設ければよい．

たとえば，下記のとおり．

- 本研究を行うに際して，……について御協力（御助言，御援助）をいただきました○○氏に深謝致します．
- 本研究は○○研究補助金の援助により行われた．

文献（Reference）

研究にあたって参考とした論文，書籍などをまとめて記載する．記載方法は雑誌の種類で異なるものの，論文では次のような様式が一般的である．

＜著者名：論文表題，雑誌名，巻数，始まりページ－終わりページ，発行年（西暦）．＞
岡村研太郎：ブロムクレゾールパープルを用いる血清アルブミンの定量，臨床検査，18：646-650, 1974.
＜著者名：論文表題，雑誌名，発行年（西暦），巻数，始まりページ－終わりページ．＞
村本良三：血清アルブミン定量法，臨床検査，2004，48：537-544.

以下に臨床検査あるいは臨床検査関連の論文が掲載される和雑誌（発行所）の一部を参考として記載する．

- 医学検査（日本臨床衛生検査技師会）
- 臨床化学（日本臨床化学会）
- 生物試料分析（生物試料分析科学会）
- 臨床病理（日本臨床検査医学会）
- 生物物理化学（日本電気泳動学会）
- 日本臨床検査自動化学会会誌（日本臨床検査自動化学会）
- 日本臨床生理学会雑誌（日本臨床生理学会）
- 日本臨床微生物学雑誌（日本臨床微生物学会）
- 分析化学（日本分析化学会）
- 検査と技術（医学書院）
- 臨床検査（医学書院）
- *Medical Technology*（医歯薬出版）

これらの雑誌のほかに，種々の学術雑誌に掲載された文献の内容を抄録化した文献抄録誌がある．

・医学中央雑誌（医学中央雑誌刊行会）

国内医学文献抄録誌である．記載文献は国内で刊行される医学雑誌，医学関連雑誌から収録されている．

・*Chemical Abstracts*（CAS）

世界中の化学および関連分野の文献抄録誌である．

(鈴木優治)

【編者所属】

鈴木優治
　埼玉県立大学・名誉教授

信岡　学
　元 北海道医学技術専門学校・校長

【著者所属】

鈴木優治
　上記

信岡　学
　上記

小峰伸一
　埼玉医科大学保健医療学部臨床検査学科・講師

酒井健雄
　神戸常盤大学保健科学部医療検査学科・非常勤講師・京都保健衛生専門学校臨床検査学科・非常勤講師

森下芳孝
　鈴鹿医療科学大学保健衛生学部医療栄養学科・教授／副学長

田中恵理子
　北海道医学技術専門学校臨床検査技師科・専任教員

川口克彦
　吉田学園医療歯科専門学校臨床検査学科・専任教員

藤田清貴
　群馬パース大学保健科学部検査技術学科・教授／学部長／学科長

阿部雅仁
　栄研化学（株）マーケティング推進室

下村弘治
　西武学園医学技術専門学校臨床検査技師科・科長

松下　誠
　埼玉県立大学保健医療福祉学部健康開発学科・教授

成田昭吾
　北海道医学技術専門学校臨床検査技師科・専任教員

臨床検査学実習書シリーズ
臨床検査学　基礎実習

ISBN978-4-263-22320-8

2008年8月20日　第1版第1刷発行
2021年1月10日　第1版第11刷発行

監　修　一般社団法人
　　　　日本臨床検査学教育協議会

編　者　鈴木優治
　　　　信岡　学

発行者　白石泰夫

発行所　医歯薬出版株式会社

〒113-8612　東京都文京区本駒込1-7-10
TEL　(03) 5395-7620(編集)・7616(販売)
FAX　(03) 5395-7603(編集)・8563(販売)
https://www.ishiyaku.co.jp/
郵便振替番号　00190-5-13816

乱丁，落丁の際はお取り替えいたします　印刷・永和印刷／製本・愛千製本所
© Ishiyaku Publishers, Inc., 2008. Printed in Japan

本書の複製権・翻訳権・翻案権・上映権・譲渡権・貸与権・公衆送信権(送信可能化権を含む)・口述権は，医歯薬出版(株)が保有します．
本書を無断で複製する行為(コピー，スキャン，デジタルデータ化など)は，「私的使用のための複製」などの著作権法上の限られた例外を除き禁じられています．また私的使用に該当する場合であっても，請負業者等の第三者に依頼し上記の行為を行うことは違法となります．

JCOPY ＜出版者著作権管理機構　委託出版物＞

本書をコピーやスキャン等により複製される場合は，そのつど事前に出版者著作権管理機構(電話03-5244-5088，FAX 03-5244-5089，e-mail:info@jcopy.or.jp)の許諾を得てください．